LE MÉDECIN

ET

LES MERVEILLES

DE LA

MÉDECINE CONTEMPORAINE

PAR LE

Dr DÉCUGIS

MÉDECIN PRINCIPAL DE LA MARINE EN RETRAITE

Chevalier de la Légion d'Honneur
et des Ordres d'Isabelle la Catholique et du Cambodge,
Décoré des Médailles de Crimée, Chine, Cochinchine, Coloniale, etc.

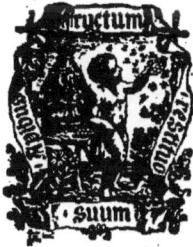

PARIS

SOCIÉTÉ D'ÉDITIONS SCIENTIFIQUES

PLACE DE L'ÉCOLE-DE-MÉDECINE

4, RUE ANTOINE-DUBOIS, 4

1898

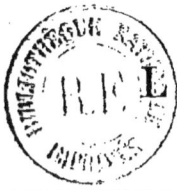

LE MÉDECIN

ET LES

MERVEILLES DE LA MÉDECINE

CONTEMPORAINE

DU MÊME AUTEUR :

RELATIONS DE VOYAGES

DANS L'INTÉRIEUR DU MAROC

Et à BANGKOX, Capitale du Royaume de Siam

(In Bulletin de la Société de géographie)

ANNÉES 1878 à 1880

LE MÉDECIN

ET

LES MERVEILLES

DE LA

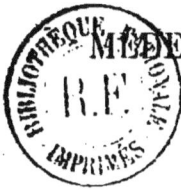

MÉDECINE CONTEMPORAINE

PAR LE

Dr DÉCUGIS

MÉDECIN PRINCIPAL DE LA MARINE EN RETRAITE

Chevalier de la Légion d'Honneur
et des Ordres d'Isabelle la Catholique et du Cambodge,
Décoré des Médailles de Crimée, Chine, Cochinchine, Coloniale, etc.

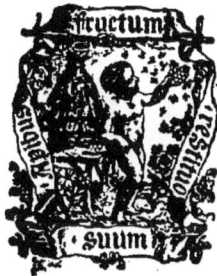

PARIS

SOCIÉTÉ D'ÉDITIONS SCIENTIFIQUES

PLACE DE L'ÉCOLE-DE-MÉDECINE

4, RUE ANTOINE-DUBOIS, 4

—

1898

AVANT-PROPOS

Fecit indignatio versum.
JUVÉNAL.

L'indignation a fait ce livre. Nous le recommandons plus spécialement à l'attention et à l'impartialité des personnes étrangères à l'art de guérir. Nous l'avons écrit avec toute la fougue d'un honnête homme impatient de confondre ceux qui se sont donné la triste mission de déverser l'outrage et le ridicule sur le corps médical. La médecine, en effet, est attaquée depuis quelques temps, d'une façon virulente par certains écrivains et par une certaine presse. Il est donc de notre devoir et de notre dignité de nous faire le champion du médecin de notre époque et de le défendre contre la tourbe méprisable de ses calomniateurs.

A la lecture des *Morticoles* de M. Léon Daudet, nous avons été saisi d'une profonde indignation envers l'auteur de cet odieux pamphlet. Tout homme qui a eu la curiosité de feuilleter ce livre malsain, a dû être écœuré dès les premières pages. Pour avilir ainsi notre belle et noble carrière, on ne peut s'empêcher de croire, comme le dit Calamus dans la *Tribune médicale*, que l'auteur est un raté de la profession qui se venge bassement et qui a eu quelque déboire de concours dans sa vie.

En tête de son livre, dont le titre ne dit rien, M. L. Daudet débute par une impudence et inscrit cette épigraphe mensongère :

« Science sans conscience »

Dans le courant de cette étude, nous démontrerons sans peine que le médecin est à l'abri de cette inqualifiable accusation, et dès maintenant nous la repoussons avec le plus profond mépris.

Nous empruntons au *Correspondant médical* les passages suivants, signés de Francisque Sarcey, afin de donner une idée de l'esprit et du style de M. Léon Daudet.

Au pays des Morticoles, les étudiants n'arrivent à se faire recevoir que s'ils ont prouvé leur habileté à lécher les pieds des examinateurs..... L'auteur se complaît dans des détails ignobles et orduriers. Le grand Félix Casselon a léché deux paires de pieds ; il passe au troisième examinateur qui ne lavait jamais les siens !

Qu'on nous permette de reproduire un fragment de cette œuvre révoltante :

« Une douloureuse attention, conte lui-même l'infortuné candidat, m'amena à la certitude que c'étaient bien les pieds de mon juge ; les pieds que je devais lécher semblaient comparables à ceux d'un singe, malgré leur épaisse couche de vernis, cirés plus qu'une botte ; car cette crasse formait un relief, et dans les interstices brillait un chapelet noirâtre. La néfaste coloration cessait aux ongles, nougats craquelés ni jaunes ni bruns. Je songeai à ma malheureuse bouche que j'allais traîner dans ce bitume... Je vomissais avec âcreté, avec furie..... »

Nous nous en tenons là avec M. Sarcey, parceque nous sentons à notre tour la nausée nous monter aux lèvres.

Quel dévergondage d'esprit et quelle obcènité de langage ! Dans quelle boue immonde l'artiste a-t-il trempé ses pinceaux pour charger sa palette et nous peindre un tel tableau fait pour soulever le cœur du vidangeur le plus aguerri ?

En créant une pareille œuvre qui a la prétention de s'inspirer du zolaïsme moderne, M. L. Daudet a complètement renié le serment qu'il a prêté devant l'effigie d'Hippocrate et au nom de l'Être suprême et qui se termine ainsi : Je jure d'être respectueux et reconnaissant envers mes maîtres. Que les hommes m'accordent leur

estime si je suis fidèle à mes promesses !
Que je sois couvert d'opprobe et méprisé
de mes confrères si j'y manque !

Les lauriers de Zola auraient-ils troublé
le sommeil de l'auteur des *Morticoles* ? Si
le naturalisme de cet écrivain a le don de
le séduire, c'est affaire de goût. Mais il pouvait exercer son imagination sur un autre
sujet. Comme médecin, il était de son devoir de respecter non seulement ses maîtres, mais encore cette brillante pléïade
d'écoliers dont la plupart seront aussi un
jour des maîtres non moins illustres.

M. L. Daudet inflige à l'un de ses con-
disciples d'hier, Félix Casselon, la plus sale
des besognes. Comment cette vaillante et
studieuse jeunesse ne s'est-elle pas révoltée
contre le rôle dégoûtant qu'ose lui faire
jouer l'auteur des *Morticoles* ?

Nous disions tout à l'heure que ce mauvais livre suait le zolaïsme à pleins pores.
Mais s'il est des œuvres de Zola qui ins-
pirent une certaine répulsion à quelques-
uns de ses lecteurs, du moins ce brillant

écrivain sait-il se faire pardonner son naturalisme outré par l'élégance et la puissance du style. On ne peut en dire autant du livre de M. L. Daudet. L'auteur des *Morticoles* a beau se battre les flancs pour égaler le créateur incomparable des *Rougon Macquart* dans ce genre de littérature qu'on a appelée « la littérature putride »; vains efforts ! M. Daudet fils a trop présumé de ses forces et subit le châtiment mérité de la grenouille de la fable.

Un journal illustré de Berlin, dont on ne peut s'empêcher toutefois de constater la lourdeur d'esprit, a représenté dans le temps, le naturaliste Zola, sur son pégase s'élevant dans les hautes sphères de l'immonde, à cheval sur un cochon aîlé. Si les *Morticoles* avaient été connus à cette époque, il est présumable que le caricaturiste tudesque aurait assis M. L. Daudet, en croupe derrière l'auteur de *La Terre*.

Vilipender le corps médical pour le seul plaisir de satisfaire sa vengeance, est la plus noire des actions. Le railler est un

droit incontestable. Mais alors il faut signer tout court, Molière et non M. L.
Daudet.

Un journaliste n'a pas craint d'écrire
que les *Morticoles* étaient un appel à la
pitié envers les malheureux sur lesquels
les médecins, sous prétexte de science, sa-
tisfont de cruelles curiosités ! C'est un
livre qu'il fallait écrire.

Nous répondons que l'auteur eût fait
acte d'intelligence et de haute convenance
en ne l'écrivant pas ; et puisqu'il est écrit,
nous le mettons au rancart.

Le silence, qui a aussi sa justice, s'est
promptement fait autour des *Morticoles*.
Honteux et dépité, M. L. Daudet revient à
la charge avec le même insuccès et lance
son nouveau roman *Suzanne* où il fait jouer
le rôle d'inceste à un médecin parisien
mal déguisé sous le pseudonyme de Bou-
rade. Que notre piètre et rancunier romancier ne s'y trompe pas ; sa *Suzanne*
est appelée à subir le même sort que les
Morticoles.

Habent sua fata libelli.

Les livres ont le destin qu'ils méritent.

Un autre journaliste ne s'est-il pas permis les vilénies suivantes sur le rôle actuel des médecins dans la société :

« On reçoit, dit-il, les candidats, on leur
» donne leur parchemin, on les lance
» dans la mêlée des douleurs ; ils appren-
» dront leur métier par la pratique. Aussi
» faut-il voir avec quelle belle haine, ces
» *crétins* poursuivent et font condamner
» les malheureux qui ont l'audace d'exer-
» cer sans diplôme...

» La plupart des rebouteux dans les
» campagnes vous rafistolent un membre
» cassé, ou réduisent parfaitement une
» luxation (quand ils ne la transforment
» pas en une grave arthrite par leurs faus-
» ses manœuvres). Un médecin remet-
» trait bien le membre ; seulement celui-ci
» resterait tordu ! Aussi les rebouteux
» sont-ils envoyés en police correction-
» nelle. Ça leur apprendra ».

Gageons que si ce critique sans vergo-
gne se casse un jour un membre, ou se fait
une entorse comme il en fait à la vérité
et au bon sens, ce n'est pas au rebouteux
qu'il songera à confier son membre ava-
rié

La Médecine moderne qui reproduit cet
article, conclut ainsi : ce que ne dit pas ce
Juvenal, par modestie sans doute, c'est que
tout changerait si les médecins ne se re-
crutaient exclusivement que dans le corps
si lettré, si éminent, si digne, si noble, si
désintéressé, si harmonieusement composé
qu'on appelle *La Grande presse* et dans lesquels les examens d'entrée exigent un si
rude labeur !

Que ce même critique veuille bien écou-
ter un instant le langage d'un de ses confrères américains et qu'il profite de la
leçon. « Dans une société évoluée, la
» presse devrait accomplir un grand rôle
» et avoir pour but unique d'instruire et
» de moraliser. Les journalistes, dans tous
» leurs écrits, devraient aller infatigable-

» ment à la recherche du vrai et de l'hon-
» nête ! »

Tout le monde se souvient encore de ce
drame émouvant qui s'est déroulé, naguère,
devant la Cour d'assises de Rouen. Une
femme qui avait été condamnée aux travaux forcés à perpétuité pour empoisonnement sur la personne de son mari, a été
réhabilitée, après 10 ans de détention, aux
applaudissements de la France entière ; et,
grâce à la nouvelle loi, l'Etat a indemnisé
cette malheureuse en lui allouant une
somme de 40.000 francs.

De quels outrages, après cette retentissante affaire, n'ont pas été l'objet les deux
médecins qui avaient été chargés par la
justice d'une expertise médico-légale, expertise qui concluait à la culpabilité de
l'accusée ! Une feuille médicale, en com-
mentant ce jugement, fait ressortir avec
justesse que, quelle que soit la déposition
du médecin, il trouve tantôt l'avocat, tantôt le procureur général pour l'agonir de
sottises ou le couronner de roses, selon

qu'il favorise ou dérange les plans de ces Messieurs.

Nous admettons un moment que nos deux confrères ont manqué de circonspection dans leurs conclusions. Mais alors comment qualifier la décision des jurés et des magistrats qui ont condamné en leur âme et conscience à une peine infâmante, cette infortunée victime d'une erreur judiciaire ? Le juge d'instruction savait très bien que le malheureux Druaux était malade chaque fois qu'on allumait le four à chaux contigu à la cave où son cadavre a été trouvé. Pourquoi les médecins experts n'ont-ils pas été instruits de ce fait capital qui les aurait mis infailliblement sur la voie de la vérité ? Et bien non, honneur aux magistrats, haro sur les médecins !

Il n'y a pas longtemps une anglaise, Miss Thompson, succombait aux suites d'une ovariotomie. Certains journaux à bout d'articles et avides de scandale, s'emparèrent immédiatement de cet incident mystérieux. Deux médecins comparurent devant la Cour d'assises de la Seine. Les témoignages les plus contradictoires se sont produits devant cette cause mouvementée, contradictions qui auraient dû éclairer la conscience des jurés. Mais il fallait donner une certaine satisfaction au journalisme qui, en cette circonstance, s'est montré d'une sévérité cruelle. Les accusés, que le Président de la République ne tardera pas à gràcier, comme la chose s'est passée du reste en 1894, dans l'affaire Laffite, ont été condamnés seulement à quelques années de réclusion. Ou ces hommes étaient réellement coupables des atrocités et des indignités dont les témoins à charge les ont accusés, et alors il fallait une peine autrement vengeresse ; ou les témoins à décharge ont dit la vérité, et c'est l'acquittement que le Tribunal devait prononcer. S'il est une chose qui a dû apporter quelque consolation dans l'âme de ces infortunés confrères, dont la culpabilité est fort contestable, ce sont les cris partis de l'enceinte réservée au public : A bas les magistrats ! Mort au jury !

Tout naturellement, la caricature a voulu aussi dauber sur le corps médical. Le théâtre à son tour n'a pas manqué de s'en mêler, et M. Brieux, dans sa médiocre comédie « l'Évasion », où un artiste se permet de prendre les traits de l'illustre Charcot, se donne la satisfaction de fourrer près d'une demi-douzaine de médecins dans sa pièce représentée au Français. Il n'est pas jusqu'à la femme écrivain qui n'essaie de nous déchirer à belles ou laides dents et de s'écrier ironiquement : Ohé ! les Guérisseurs !

Il ne suffit pas que les médecins soient outragés par les journalistes et les romanciers. Or voilà qu'un de nos jeunes confrères a cru devoir, dans sa thèse soutenue devant la Faculté de Médecine de Paris, dénoncer à l'indignation publique la propension qu'auraient à pratiquer l'ovariotomie, relatent les *Nouvelles médicales*, certains chirurgiens obéissant à une idée de lucre, plutôt qu'à une nécessité thérapeutique, accusation terrible qui n'a pas manqué de

soulever la bile de là presse politique et
dont le Dr Canu, heureux de faire un peu
de bruit autour de son nom, reviendra certainement quand la fougue de la jeunesse
aura fait place à l'expérience de l'âge.

A ce propos, l'irritable M. P. de Cassagnac, dans son *Autorité*, invente à notre
adresse un néologisme fort brutal et peu
flatteur pour les femmes opérées. Il appelle les médecins des *charognards !!* Nous
rendions hommage à la crânerie de M. P.
de Cassagnac, quand il siégeait sur les
bancs du Palais-Bourbon et qu'il zébrait
de sa lanière le dos de ses adversaires
politiques. Nous renvoyons à l'ex-fou-
gueux député du Gers les injures qu'il nous
lance en pure perte et nous lui refusons
toute compétence en matière chirurgicale.

Chacun à son métier doit toujours s'at-
tacher, a dit notre bon La Fontaine.

Donc, malgré les outrages de la presse,
malgré les *Morticoles* et *Suzanne*, dans lesquels un romancier en délire a la folle prétention de tracer l'histoire contemporaine

de la médecine et de la chirurgie française, nous ne croyons pas à l'abus de l'ovario-tomie, abus qui, s'il était réel, ne saurait être trop flétri. Ce que nous croyons et ce que nous savons, continuent les *Nouvelles médicales*, c'est que la gynécologie opéra-toire, c'est-à-dire la chirurgie de certains organes abdominaux de la femme, fort dangereuse autrefois, est aujourd'hui plus aisée, plus simple et que, grâce à l'anes-thésie, à l'hémostase et à l'antisepsie, elle offre tous les avantages possibles. De là cette recrudescence d'opérations. C'est un peu ce qui s'est passé après la découverte de l'éther et du chloroforme. On ampute de-puis lors plus de membres que jadis ; on recourt maintenant à des opérations que nul grand chirurgien n'aurait eu l'audace d'aborder, il y a 40 ou 50 ans. Qui oserait affirmer que de ce fait on n'a pas conservé ainsi un nombre incalculable d'existences humaines ? De même pour la chirurgie de la femme. Toute la femme est dans son sexe. *Propter uterum, mullier est quid est.* Et

c'est à cause de cela que jeune fille, épouse
et femme après la ménopause, sont si souvent atteintes dans leurs organes spéciaux.
Et qui ne sait que, grâce à l'ovariotomie, on
a pu faire vivre des malheureuses autrefois
fatalement vouées à la misère morbide et à
la mort ?

Et pendant que ce charivari hurle ses
notes cacophoniques à nos oreilles, que
voyons-nous chaque jour ? La fête du centenaire consacrée à Jenner ; l'apothéose de
Pasteur ; les travaux mémorables de Roux
et de ceux qui, marchant sur ses traces,
nous permettront bientôt de lutter victo-
rieusement contre le choléra, la peste, le
cancer, etc. ; le jubilé de Roussel à qui
nous devons la loi sur la protection des
enfants, loi à jamais mémorable qui porte
déjà de rudes coups à la dépopulation de
la France ; l'inauguration de statues élevées en l'honneur de Villemin, de Maillot et
de tant d'autres médecins illustres dont
nous parlerons dans le cours de ce livre

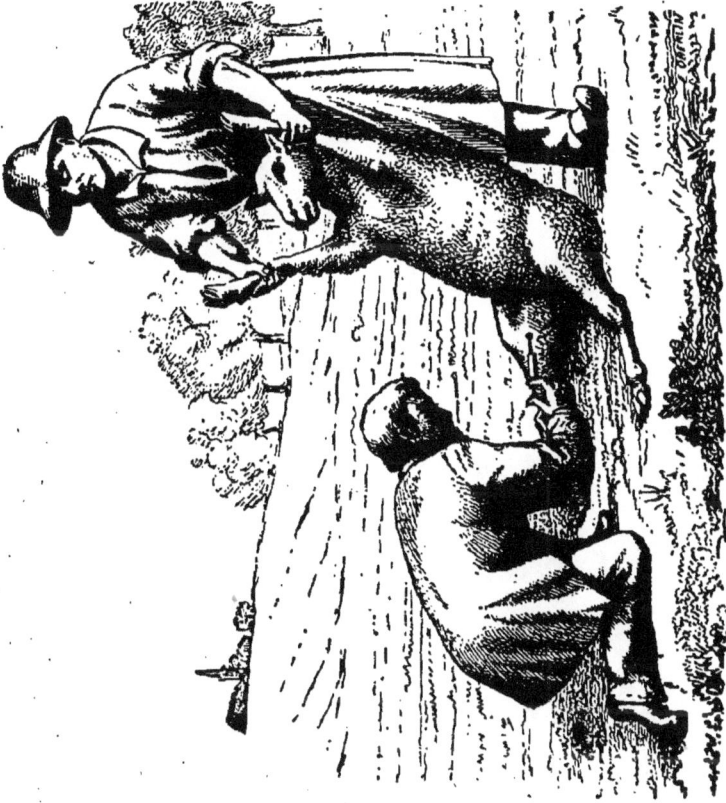

LE MÉDECIN

ET LES

MERVEILLES DE LA MÉDECINE

CONTEMPORAINE

La médecine est un sacerdoce.

Ισοθεος εστι.
Le médecin est semblable à Dieu
(HIPPOCRATE)

CHAPITRE PREMIER

Détournons bien vite nos regards de ce spectacle fait pour nous révolter contre l'injustice des hommes, et arrêtons-nous devant cette grande et noble figure du médecin, que nous allons étudier au point de vue de ses vastes connaissances, des brillantes découvertes qu'il accomplit tous les jours, des services immenses qu'il rend à ses semblables, de ses qualités supérieures, du courage et du dévouement dont il donne les preuves les plus éclatantes à tous les moments de sa carrière.

D'un savoir et d'une science sans bornes, rien ne
doit lui être étranger. Il dit comme le poëte Té-
rence :

Nihil humani à me alienum puto.

Avant de franchir le seuil du temple d'Epidaure,
les Facultés des lettres et des sciences l'ont sacré
doublement bachelier. Ces études classiques n'ont
été pour lui qu'une préparation à des labeurs autrement redoutables. Un travail opiniâtre de tous
les jours lui est indispensable pour parcourir le
cercle immense de la médecine et posséder la plé-
nitude des connaissances qui font le médecin parfaitement instruit de tout ce qu'il doit savoir. Or
le cercle va s'élargissant de jour en jour avec les
progrès incessants de notre siècle. C'est ainsi, par
exemple, que la matière médicale s'enrichit con-
tinuellement de nouveaux agents, tels que les alcaloïdes et les glucosides dont la profusion sur-
charge, il est vrai, sa mémoire, mais qui l'aideront
puissamment dans l'exercice de son art ; que la
bactériologie, de date récente, devient de nos jours
d'une importance capitale pour lui, etc.; ce qui
ne l'empêche point d'exceller souvent dans la
culture des lettres, de la poësie et des Beaux-Arts.

Cette universalité de connaissances et de talents font de cet homme accompli un être véritablement prodigieux.

Toujours en haleine, le devoir et la nécessité le mettent dans l'obligation constante de suivre les travaux qui se rattachent de près ou de loin à ce qui intéresse sa profession. Or, pour acquérir cette somme de connaissances, le médecin commencera de très bonne heure ses études. Car Hippocrate nous dit que ceux qui ont appris tard leur art, sont un très grand malheur pour les malades, et il nous avoue qu'avant l'âge de 30 ans, il avait déjà été honoré d'une couronne d'or par les Athéniens, et qu'Artaxercès avait tâché de l'attirer dans ses États par de magnifiques promesses! La vie est courte, ajoute-t-il, et l'art fort long.

C'est à sa longévité, car il vécut jusqu'à l'âge de 109 ans, et à ses qualités surnaturelles, que le vieillard de Cos doit sa célébrité. Cet homme immortel a dit, avec autant de vérité que de hardiesse, que le médecin est semblable à la divinité. Ισόθεος εστι.

Un médecin de génie, a dit aussi un écrivain, est le plus magnifique présent que la nature puisse

faire au monde, et peut être considéré comme le
plus grand bienfaiteur de l'humanité ; ce qui
l'élève bien au-dessus des autres hommes ; car il
rend à ceux qui souffrent et qui désespèrent des
services tels que ni l'or ni les grandeurs ne
sauraient trop les payer.

Nous eûmes autrefois la bonne fortune d'entendre Abd-el-Kader tenir un langage semblable à
l'égard du médecin. L'émir, après sa soumission à
la France, avait été interné au fort La Malgue, à
Toulon. Il portait une blessure à la jambe. Ordre
fut donné de lui envoyer un médecin de la marine qui nous choisit pour son aide. Nous étions
alors élève à l'Ecole de médecine navale. Au
moment de nous retirer, il nous salua d'un geste
plein de noblesse en nous disant par la bouche
de son interprète que l'art de guérir était la plus
belle de toutes les professions et que le médecin
était l'image de Dieu !

On rencontre des hommes que la fortune a
comblés de ses faveurs, employer leurs richesses
à fonder des hospices pour les pauvres, des asiles pour la vieillesse et l'enfance abandonnée,
consacrer en un mot leur or à des œuvres phi-
lantropiques.

Accordez sans réserve votre admiration à ces bienfaiteurs ; élevez-leur des statues pour rappeler leur générosité aux âges les plus reculés. Mais la médecine ne produit-elle pas, elle aussi, des hommes inspirés que leurs découvertes géniales placent au-dessus des plus grands bienfaiteurs de l'univers ?

La variole, si meurtrière autrefois, qu'elle était considérée comme un des plus terribles fléaux, car elle décimait des contrées entières, est pour ainsi dire enrayée de nos jours ou tellement atténuée par le vaccin animal, qu'elle deviendra bientôt une quantité négligeable et finira même par disparaître de la surface du globe. M. Hervieux disait, en octobre 1894, en pleine Académie de médecine, que Paris, chose inouie jusqu'à ce jour, était resté sept semaines sans un seul cas de petite vérole.

Il est prouvé qu'il n'y a pas longtemps encore ce fléau tuait plus de 15,000 personnes par an. Et comme il frappe de préférence les enfants et les jeunes gens qui n'ont que peu ou pas contribué à l'accroissement de la population, il y a un intérêt majeur, comme le conseille M. Brouardel, à préparer une loi sanitaire qui ordonne la vaccination obligatoire. Depuis qu'une loi semblable existe en Allemagne, la variole a complètement disparu de ce pays.

Dans nos armées de terre et de mer, où tous les hommes sont revaccinés, la mortalité a considérablement diminué, si bien que, dans celles de terre, par exemple, le nombre des cas qui, en 1878, dépassait 1000 avec 98 décès, n'était plus en 1896 que de 57 pour 2 décès seulement.

A qui doit-on un tel bienfait, sinon au plus célèbre des médecins qu'ait vu naître l'Angleterre, à Jenner !

S'il est un mal plus redoutable encore, mal qui répand l'effroi partout, non pas tant à cause de sa fréquence que de son origine terrifiante, car la vue seule d'un chien, d'un loup, d'un chat enragés est le spectacle qui jette l'être humain dans le plus grand affolement, c'est sans contredit l'hydrophobie qui tuait presque tous ceux qui en étaient atteints, jusqu'à l'heure historique où parut enfin un homme dont le génie sut trouver un vaccin contre la rage. Nous avons nommé l'immortel Pasteur, dont le monde entier porte le deuil.

Il n'y a pas longtemps, l'École normale supérieure fêtait la 100me année de sa fondation. Ce centenaire, comme le dit éloquemment la *Tribune Médicale*, célèbre entre tous, glorifiait la mémoire de Pasteur, de cet homme qui nous appartient, qui appartient aux sciences médicales par sa face la plus illustre, la plus utilitaire et qui restera comme la personnification la plus étonnante et la plus belle des progrès de la science et de ses bienfaits d'application.

Une plaque commémorative en marbre noir consacre le souvenir, désormais ineffaçable, des travaux de ce grand homme.

Pasteur a succombé le 28 septembre de l'année 1895, à Garches (Seine-et-Oise), dans le château de Villeneuve-l'Étang qui avait été mis à sa disposition pour ses études scientifiques. La France a fait de glorieuses funérailles à l'immortel fondateur de l'Ecole bactériologique moderne, à ce puissant génie dont Renan avait pu dire:

Votre vie scientifique est comme une traînée lumineuse dans la grande nuit de l'infiniment petit, dans ces derniers abîmes où naît la vie.

Pasteur avait une place au Panthéon ; mais son Institut gardera ses dépouilles.

« On viendra de toutes parts en pèlerinage dans

» cette sévère basilique de la science, pour y ado-
» rer ses reliques. Si jamais un homme a mé-
» rité une statue, c'est bien l'illustre mort que
» nous pleurons. Mais le marbre et l'airain sont
» indignes de représenter un tel génie. Ce qu'il
» lui faut, c'est la statue d'or que souhaitait Mal-
» gaigne pour celui qui supprimerait la septicémie,
» cette terrible complication des traumatismes. »

La découverte de la vaccination contre la rage
place Pasteur à côté de Jenner. Si Jenner, à qui
Pasteur, lors du congrès de Londres, rendait un
éclatant hommage aux applaudissements frénéti-
ques de cette assemblée de savants, a fait une
rencontre de génie, dit le *Temps*, Pasteur, lui,
a établi une méthode de génie.

Son plus beau titre de gloire est, sans contredit, la découverte de son vaccin antirabique qui
a excité l'admiration et la reconnaissance de toutes les nations. Un nommé Jupile, berger lor-
rain, fut la première victime vaccinée. Ce jeune
homme est, depuis cette date mémorable, garçon
de laboratoire à l'Institut Pasteur.

C'est à cet Institut qu'en décembre 1896, le corps
de Pasteur a été transporté de Notre-Dame et
descendu dans la crypte. M. Rambaud, alors mi-

nistre de l'Instruction publique, a pris la parole devant le cercueil de l'illustre savant et a terminé son discours en ces termes : « Non seule-» ment les découvertes de Pasteur ont affirmé ou » accru dans de notables proportions la richesse » nationale, mais la vie des hommes s'est trouvée » assurée contre les maladies dont la nature même » était ignorée et auxquelles personne ne connais-» sait de remèdes. Nous lui devons une éternelle » reconnaissance et l'on peut dire qu'il a sauvé, » comme Jenner, plus de vies humaines que les » conquérants n'en ont détruites. C'est à cette » tombe auguste dans les fastes de la science que » viendra se reporter, comme à la source de tous » les progrès, la reconnaissance du pays et de l'u-» nivers ».

Il est intéressant de rappeler que, lors du bombardement de Paris par les hordes allemandes, Pasteur, qui n'était pas seulement le plus illustre des savants, mais encore un grand patriote, renvoya fièrement à la Faculté de médecine de Bonn (Prusse rhénane), le diplôme de docteur qu'elle lui avait conféré en 1868.

« Aujourd'hui, la vue de ce parchemin, dit sa » lettre, m'est odieuse et je me sens offensé de

2

» voir mon nom se trouver placé sous les aus-
» pices d'un homme voué désormais à l'exécra-
» tion de ma patrie, le roi Guillaume... Reprenez
» ce diplôme en signe de l'indignation que m'ins-
» pirent la barbarie et l'hypocrisie de celui qui,
» pour satisfaire un orgueil criminel, s'obstine
» dans le massacre de deux grands peuples ».

Écoutons l'arrogante et hargneuse réponse du
prussien qui signe Dr Maurice Naumann : « Le
» soussigné est chargé de répondre à l'insulte que
» vous avez osé faire à la nation allemande dans
» la personne sacrée de son auguste Empereur
» et roi Guillaume, en vous envoyant l'expression
» de son mépris. »

Voit-on d'ici ce microbe tudesque s'attaquant à
Pasteur, le dompteur des virus, comme l'appelait
si éloquemment l'évêque Perraud, membre de
l'Académie, qui faisait l'éloge posthume de notre
grand mort le jour de la célébration du centenaire
de l'Institut de France !

La souillure, a riposté Pasteur, est pour la mémoire de ceux qui ont commencé le bombardement de Paris, alors que la capitulation par la
faim était inévitable.

Pasteur trouvait tout récemment encore une

occasion de montrer que ses sentiments n'avaient pas varié. On se rappelle, en effet, que lors des fêtes de Kiel, l'Académie des sciences de Berlin lui fit proposer la croix du Mérite de Prusse, Pasteur répondit encore que la guerre de 1870, qui n'avait été qu'une longue suite de vols, d'incendies, de massacres, etc., ne pouvait s'effacer de sa mémoire et que jamais il n'accepterait une décoration allemande quelconque.

C'est à ce refus que fait allusion le journal satirique autrichien *Le Floh*, qui représente Pasteur se vaccinant lui-même contre les décorations prussiennes.

Les temps ne sont peut-être pas éloignés où des maîtres non moins fameux découvriront un agent destructeur du bacille que Koch a su isoler dans la tuberculisation pulmonaire. Déjà à Villepente (Seine-et-Oise), s'élève un hospice renommé donnant asile à 300 jeunes filles sous la savante direction du Dr Lefèvre qui traite ses malades par des injectioas ·hypodermiques d'acide hircique, principe extrait du bouc et du mouton entier. Ce traitement, aidé par une alimentation intensive, une antisepsie bien entendue et des inhalations d'acide carbonique pur et de formol· ou d'aldé-

hyde formique, est certainement appelé à devenir
le véritable vaccin de la tuberculose, vaccin autrement important que celui de la rage, car la
phtisie est sans contredit la maladie la plus répan-
due et qui fait sans cesse des ravages affreux.

Un précurseur infatigable, le Dr Villemin, avait
consacré sa vie entière à l'étude de cette affection et c'est à ses remarquables travaux, que d'autres savants ont continué avec un plein succès,
que les malheureux poitrinaires devront bientôt,
nous en avons l'espérance, une guérison assurée.

La France reconnaissante lui a élevé à Bruyères,
lieu de sa naissance situé dans les Vosges, une
statue que M. Vigier, docteur en médecine et ministre de l'Agriculture, inaugurait en octobre 1894.

Qui sait, disait, il n'y a pas longtemps, le
professeur Landouzy dans son cours de thérapeutique, si la méthode expérimentale ne va pas
nous apprendre qu'un sang longuement tubercu-
liné ne sera pas l'agent préventif et curatif de
la tuberculose ? A celui d'entre vous, Messieurs,
qui, par la sérothérapie, sera le vainqueur de
la phtisie, est assurée la gloire la plus pure. Son
nom vivra parmi les plus grands à côté du nom
de Pasteur.

Dans la séance du 12 novembre 1895 de l'Académie de Médecine, l'un de ses membres, M. Blache, a lu sur le traitement de la tuberculose par la cure d'air ou l'aérothérapie, un travail dans lequel il expose les résultats de ce mode de traitement à l'hôpital d'Ormesson, où ne sont reçus que des enfants tuberculeux. Sur un ensemble de 438 malades, le chiffre des guérisons a été de 42 0/0 et celui des améliorations de 40 0/0.

Indépendamment des admirables hôpitaux de Villepente et d'Ormesson, il y a encore celui de Villiers et le dispensaire de la rue Miroménil, à Paris, où sont aussi traités les enfants phtisiques. Dans la dernière assemblée de l'œuvre des enfants tuberculeux, il a été constaté que la mortalité était descendue à 31 0/0.

On élève des sanatoria un peu partout aujourd'hui : en Silésie, en Norwège, en Autriche-Hongrie, etc. La France, qui était restée presque étrangère à ce mouvement de progrès, songe enfin à créer des établissements de cette nature, où les indigents seront soignés gratuitement. On a annoncé que l'Assistance publique en avait fondé un à Angicourt (Oise), et que des comités techniques en cours de formation tant dans la capi-

2.

tale qu'en province, ont projeté d'en créer à Ardes, près de Clermont-Ferrand, au mont Pacanoglia, près de Nice, à Arcachon, etc.

Le Dr Knopf, dans son intéressant ouvrage « *Les Sanatoria* », nous apprend qu'un poitrinaire expectore entre sept et huit milliards de bacilles par jour et nous démontre, par cette citation, combien s'impose l'isolement des malades, si l'on songe à la résistance des bacilles aux agents destructeurs, vu qu'ils supportent même une température de 130 degrés ! De l'avis de l'auteur, la cure hygiénique et diététique de la tuberculose n'est possible que dans les senatoria.

Chose effrayante à constater ! Un septième des décès est dû à la phtisie. Or on est arrivé, grâce aux immenses progrès de la science, à faire reculer la variole, par exemple. La tuberculisation n'est pas plus difficile à combattre, si l'on veut mettre en usage tous les moyens que nous possédons. Recourons donc à la prophylaxie, à l'hygiène, aux sanatoria, etc. qui nous aident à lutter contre elle et à la guérir. Car on en guérit, et les statistiques nous fournissent à ce sujet des renseignements précieux. C'est l'opinion de tous les médecins, depuis le père de la médecine lui-même. Sur 1300 autopsies prises au hasard, on a constaté 559 cavités cicatrisées. Les malades porteurs de ces cavités étaient morts à la suite d'autres affections et n'avaient jamais soigné leur tuberculose. D'après l'illustre professeur Brouardel, il n'y a guère d'autopsiés morts de cause violente et habitant Paris depuis plus de dix ans, qui ne montrent pas de lésions tuberculeuses souvent guéries.

Dans un travail sensationnel, le Dr Samuel Bernheim a constaté à son tour qu'il existe constamment en France 500,000 tuberculeux dont un tiers succombe chaque année. Il affirme, lui aussi, que la phtisie est curable, même à une époque désespérée, et cite à l'appui de sa thèse les professeurs Bouchard, Jaccoud, Grancher, experts en pareille matière. Gœthe, pour ne citer que cet exemple, mourut à l'âge de 81 ans après avoir été condamné à sa 19me année.

Toutefois la médecine ne s'en tient pas aux moyens dont elle dispose pour le moment et poursuit avec opiniâtreté la découverte d'un vaccin capable de guérir d'une façon autrement sûre cette redoutable maladie.

MM. V. Rabbès et G. Broca, et après eux,

M. Francisque Groto, auraient trouvé une méthode leur permettant d'obtenir la guérison radicale de la phtisie dans toutes ses manifestations.
Des expériences ont été faites dans un hôpital où
auraient été constatées des cures merveilleuses.

Tout récemment, une préparation, l'antiphtisine,
matière voisine de la tuberculocidine de Klebs,
a été proposée contre la tuberculose. Elle se dis-
tinguerait de la tuberculine de Koch, en ce que,
tout en conservant ses principes curatifs, elle est
débarrassée de toutes les substances toxiques y
contenues. Aussi peut-on l'administrer sans danger aucun pour l'organisme humain, dit la *Médecine Moderne,* à des doses relativement élevées.

A la suite d'injections faites avec l'antiphtisine,
l'examen des crachats a fait voir que le nombre
des bacilles avait considérablement diminué.

La même feuille médicale nous apprend que
partant de ce principe que les essences vola-
tiles introduites dans l'économie, s'éliminent par
les voies respiratoires, le Dr Roussel, de Genève,
a été l'un des premiers à utiliser cette propriété
pour le traitement de la tuberculose pulmonaire.

C'est ainsi qu'il emploie les injections sous-cutanées d'eucalyptol dissous dans des huiles végé-

tales et connues sous le nom d'eucalyptol végétal injectable de Roussel. Cette méthode respecte d'une façon absolue l'estomac. Car s'il est une maladie dans laquelle tous les efforts du médecin tendent à ménager cet organe, c'est la tuberculose pulmonaire. Entourez de soins pieux les fonctions de l'estomac du tuberculeux, a dit Peter. Les résultats obtenus à l'aide de l'eucalyptol végétal de Roussel, sont en tous points excellents, dès le premier mois de traitement; après le troisième mois, on ne trouve souvent plus aucun bacille dans les crachats.

Tous ces travaux semblent attester que l'immunisation tuberculeuse par la sérothérapie entre dans une voie féconde, grâce à la nouvelle doctrine de la *phagocytose* que la science doit à Mechnikoff, un des plus illustres médecins de Russie.

Le bacille tuberculeux, attaqué par les toxines de Bernheim, finit par succomber sous les coups répétés des phagocytes ; et, il se fait, comme le dit ce savant expérimentateur, une trève tuberculeuse.

Mais cette trève ne peut se maintenir qu'à l'aide d'une alimentation intensive et d'une hygiène rigoureuse.

Le Dr P. des Bussières, rédacteur du *Parfait Nourricier*, a proposé comme traitement de la tuberculose pulmonaire, la méthode des injections intestinales d'acide carbonique préconisée par le Dr Bergeon, de Lyon, qui a imaginé à cet effet, un appareil aussi simple qu'ingénieux. M. des Bussières nous rappelle que l'acide carbonique, qui est un toxique, est un excitant de la contractilité des fibres lisses de la vie organique. Mais il nous enseigne en outre que l'acide carbonique qui se produit d'une façon normale en quantité si considérable dans les tissus, possède une action dépurative qui a été méconnue jusqu'à ce jour. En effet, dans sa traversée de l'arbre circulatoire, il entraîne avec lui une quantité importante des toxines présentes dans le sang et les expulse au niveau de la surface du poumon. C'est un agent actif d'excrétion pulmonaire ; il provoque une sorte de balayage gazeux de toute l'économie. Le poumon est donc bien une glande excrétoire, un émonctoire dont l'intensité de fonctionnement dépend de la quantité d'acide carbonique qui le traverse et entraîne à l'extérieur un certain nombre de produits toxiques.

En injections intestinales, l'acide carbonique pénètre dans la veine porte, traverse le foie où il s'empare des toxines qu'il rencontre, gagne la veine cave et le cœur droit, d'où l'artère pulmonaire le transporte jusqu'à la surface respiratoire.

C'est sur ces données physiologiques qu'est basée toute la méthode thérapeutique des injections intestinales de gaz acide carbonique ; véritable lavage gazeux du sang. Mais son action est bien plus extraordinaire encore, lorsqu'on la perfectionne soit par l'électrisation de l'acide carbonique, soit par le passage préalable de ce gaz au travers des substances médicamenteuses dont il entraîne avec lui les vapeurs, soit par la combinaison simultanée de ces deux moyens complémentaires. Ce traitement, soit dit en passant, est très efficace aussi contre la coqueluche, la pneumonie, l'influenza, etc. C'est à l'aide d'un récipient à peu près semblable aux gazogènes et d'une boule de bicarbonate de soude jetée dans l'appareil à moitié plein d'une solution d'acide tartrique que se produit le dégagement d'acide carbonique introduit dans l'intestin, au moyen d'une canule rectale.

Behring a composé une antitoxine tuberculeuse qui a très bien réussi chez des animaux auxquels il avait préalablement injecté de la toxine tuberculeuse mortelle. Il renvoie à plus tard ses expériences sur l'homme.

M. C. Maragliano, professeur de clinique médicale à l'Université de Gênes, a imaginé, lui aussi, un sérum contenant une antitoxine tuberculeuse spécifique qui neutralise, chez les animaux et l'homme, l'action des poisons tuberculeux. C'est ce qu'il a démontré chez des cobayes tuberculeux et sur l'homme atteint de tuberculose. Il résulte des expériences entreprises par d'autres médecins italiens distingués, que le sérum de Maragliano : 1° ne provoque pas de réaction locale ni générale, comme la tuberculine ; 2° qu'il est parfaitement toléré par les malades, car il n'exerce aucune action nuisible sur le cœur ni sur les vaisseaux ; 3° qu'il diminue et même supprime la fièvre ; 4° qu'il améliore l'état général et le poids du corps augmente presque toujours ; 5° qu'il possède réellement une action spécifique contre la tuberculose, mais son usage doit être continué avec persévérance.

Cette tuberculine, dont nous parlions tout à l'heure et qui avait été découverte par Koch, fit un grand bruit dans son temps. De tous les points

de l'univers affluait en Allemagne une foule de
phtisiques qui furent bientôt déçus dans leurs
espérances. Depuis cet échec retentissant, dit un
journal de médecine, Koch a fait de nouvelles
recherches qui pourront peut-être avoir plus tard
leur utilité. Mais pour le moment, aucun résultat
sérieux n'est encore atteint, et l'on doit même
éprouver une salutaire méfiance, étant donnée la
façon dont a été lancée la nouvelle tuberculine,
façon toute commerciale, à grand renfort de réclame, bien éloignée de nos manières de procéder.

En attendant l'heure prochaine du triomphe, le
gouvernement ordonne partout des mesures pro-
phylactiques destinées à diminuer, autant que possible, la propagation de cette maladie aussi répan-
due que redoutable. C'est ainsi qu'il fait procéder
à l'assainissement des chambres d'hôtel, etc., et
qu'il établit des étuves partout pour la désinfection des linges et des objets de literie. Le Conseil
d'hygiène a fait afficher dans toutes les gares un
avis priant les voyageurs de ne pas cracher sur
les parquets des voitures et des salles d'attente.
Mesure très sage, car on n'ignore plus aujourd'hui
que les crachats des phtisiques qui ont joué un

certain rôle dans le procès Lebaudy, sont les principaux véhicules de la tuberculose, pour ne pas dire les seuls agents de la contagion.

Il y a quelque temps, une Commission spéciale fut nommée par l'Assistance publique, en vue d'étudier les moyens propres à empêcher la contagion de cette lugubre maladie dans les hôpitaux. Ces moyens consistent dans l'envoi d'un certain nombre de tuberculeux vers les sanatoria; la formation de quartiers de tuberculeux dans les différents hôpitaux généraux de Paris; la création de services de réserve suburbains, en vue d'assurer le désencombrement des phtisiques à domicile; l'approvisionnement des bureaux de bienfaisance, etc., etc.

A propos de la désinfection obligatoire, le Dr Cornil a montré que, depuis l'application de cette mesure à Paris, la mortalité due aux maladies épidémiques a été considérablement abaissée. Cette mortalité qui était de 5,000 en moyenne par an pour la période de 1872 à 1885, est tombée pour l'année 1896, au chiffre de 1,700 environ, le tiers de ce qu'elle était il y a vingt ans.

Il s'est formé dans le Loiret, contre la tuberculose, une ligue qui a pour but de vulgariser les soins d'hygiène qui permettent de lutter contre la propagation de la maladie dans les familles et dans la société, et de mettre à la portée de chacun, les moyens de guérison reconnus comme les plus efficaces. La ligue se propose d'atteindre ce but par l'organisation de conférences, la publication de brochures, etc. Elle cherchera aussi à constituer les ressources nécessaires à la fondation d'un ou plusieurs établissements destinés aux tuberculeux des départements. Faisons des vœux pour que la France entière imite un si salutaire exemple.

Enfin, bien que la méthode suivante ne s'adressse qu'aux animaux de boucheries, elle n'en a pas moins une importance capitale au point de vue de l'alimentation publique. Car nous ne serions plus exposés, à l'avenir, à nous nourrir de viandes provenant de bœufs et de vaches tuberculeux. C'est encore un médecin, M. Nocard, savant professeur vétérinaire à l'Ecole d'Alfort, qui a obtenu deux virus atténués, la malléine et la tuberculine. Avec ce dernier virus, on reconnaîtra désormais les animaux atteints de tuberculose. Injectée à petite dose sous la peau des animaux tuberculeux, la tuberculine provoque chez eux une élévation plus ou moins considérable de la température du corps; ce qui permet d'affirmer l'existence de la maladie, si récentes et si limitées qu'en soient les lésions. Chez les animaux sains, c'est-à-dire non tuberculeux, elle ne provoque aucune réaction appréciable. Quoique ayant toutes les apparences de la santé la plus parfaite, l'animal est tuberculeux si la température monte.

Le Dr Sydnée Martin a communiqué à la Commission royale de Londres, constituée pour l'étude de la phtisie, ses savantes recherches sur le lait de vaches tuberculeuses, et il a prouvé, dit The lancet, que la tuberculose pouvait se propager aussi par le lait de vache, et il soumet cette grave question à l'attention de tous les gouvernements soucieux de combattre efficacement ce fléau.

Il appartient aux pouvoirs publics de réglementer cette question au plus tôt; car elle est d'une importance capitale.

Il n'y a pas longtemps, M. Nocard a reçu du roi des Belges, la croix de commandeur de l'Ordre de Léopold, à l'occasion du rôle prépondérant qu'il a joué au dernier Congrès de médecine vétérinaire qui a eu lieu à Bruxelles au mois de septembre 1895, et surtout à cause de ses beaux

travaux sur la tuberculine et la malléine. Le
gouvernement français vient, à son tour, de le
nommer commandeur de la Légion d'honneur et
la Faculté de médecine, bien inspirée, lui a décerné le prix Lacaze de 10,000 francs.

Dans la première séance du mois d'avril 1896,
l'Académie de médecine annonçait par la voix de
son secrétaire, qu'elle était autorisée à accepter le
don d'une rente de 24,000 francs destinée à l'auteur d'un remède souverain contre la tuberculose !
Allons, à la rescousse, comme le dit spirituelle-
ment la *Médecine moderne* ! De la renommée et
des rentes ! A qui la timbale ?

Si, grâce aux quarantaines et aux moyens pro-
phylactiques que nous lui opposons, le choléra indien diminue de fréquence, il n'en est pas moins
certain que toutes les années il envahit quelques
points du globe, bien qu'il semble avoir perdu de
sa virulence. Depuis longtemps des médecins intrépides vont affronter ce fléau pour lui arracher ses
secrets et trouver l'agent qui pourra le dompter.

Gamaléia et Haffkine, avec cet entêtement du
dévouement, ne cessent de poursuivre leurs intéressantes études sur la vaccination anticholérique
à l'Institut Pasteur.

Dans l'Inde, Anglais et Indiens témoignent du plus grand empressement à se faire vacciner. Au mois de juin 1894, 25,000 personnes avaient été déjà inoculées. Il faut attendre maintenant l'apparition d'une épidémie pour faire la preuve. On a cité le cas d'un village des environs de Calcutta où aurait éclaté le choléra ; celui-ci ne frappa que les non-inoculés, épargnant complètement les vaccinés.

On se souvient du bruit qui se fit, il y a quelques années, autour du nom du Dr Ferran, de Barcelone, qui pratiquait des inoculations préventives contre le choléra. Ce médecin, dont les travaux sont connus du monde entier, a publié un ouvrage destiné à faire sensation. Il institua l'inoculation préventive contre cette maladie. Une question de priorité s'est élevée contre lui et Gamaléia et puis Haffkin. Il faut espérer que cette découverte destinée à faire disparaître cette effrayante maladie ou à l'atténuer, comme le cowpox contre la petite vérole, ne sera pas disputée à l'éminent médecin espagnol.

Un dosimètre distingué de Perpignan, le Dr Florence, a fait connaître le traitement qu'il emploie contre le choléra, traitement suivi du plus brillant succès dans les nombreux cas qu'il a eus à soigner. Il pratique des injections hypodermiques composées d'hyosciamine, d'aconitine, d'arséniate de strychnine, de bromhydrate de morphine et de cocaïne. Ces injections arrêtent presque subitement les vomissements et les crampes. Le journal *La Dosimétrie*, numéro de mai 1895, auquel nous empruntons ce fait, ajoute que le Dr Florence aurait trouvé le secret du traitement du choléra asiatique en employant d'abord la voie d'absorption, la dernière à s'abolir, la voie hypodermique, la plus prompte à faire passer dans le torrent circulatoire sanguin et lymphatique ces contre-poisons puissants, ensuite en usant des incitants vitaux les plus actifs de l'arsenal thérapeutique, et des antispasmodiques avérés de la fibre lisse, pour vaincre la contraction du pylore, de l'estomac et du canal cholédoque ; enfin en alimentant les malades aussitôt que les vomissements incoercibles ont disparu.

Le Dr Kitazato, professeur à l'école de médecine de Tokio, a découvert, à son tour, un mode de traitement efficace du choléra qui, expérimenté aussitôt dans les hôpitaux, aurait donné les résultats les plus heureux.

Ce médecin japonais est un ancien élève de Verneuil, dans le laboratoire duquel il a travaillé à l'hôpital de la Pitié. Il est avec le Dr Kashimura l'un des maîtres les plus connus de cette toute récente Université qui ne tardera pas à faire parler d'elle. Décidément le Japon nous réserve des surprises !

On a annoncé que le docteur Haffkine, qui avait quitté l'Institut Pasteur pour aller essayer son procédé de vaccination anticholérique dans le pays d'origine du terrible fléau, est de retour à Paris, et que ses efforts ont été couronnés d'un succès définitif. Si le fait est certain, voilà un nouveau nom glorieux à ajouter à la pléiade des médecins illustres.

Une découverte non moins retentissante que les précédentes et dont la nouvelle se répandit aussitôt dans l'univers entier, est celle que le Dr Roux a exposée en 1894, au congrès de Budapest. « Cet heureux collaborateur de Pasteur a imaginé une méthode contre la diphtérie au moyen d'une injection de sérum du sang d'un cheval précédemment rendu rebelle à l'infection diphtéritique, par une série de vaccinations successives. Ce traitement a pris aujourd'hui le nom de sérumthérapie du croup ». Les cures merveilleuses qui ont été recueillies jusqu'à ce jour, donnent lieu d'espérer que cette cruelle maladie, dont le nom seul fait trembler les mères, finira, sinon par disparaître du cadre nosologique, du moins par être combattue triomphalement à l'aide des inoculations de sérum antitoxique. On peut donc proclamer hautement que la science est maîtresse aujourd'hui de ce mal, qui a fait jusqu'en ces derniers temps, de si nombreuses victimes.

Le *Figaro* eut, à cette époque, la généreuse initiative de proposer la création d'un laboratoire spécial à l'Institut Pasteur, où le Dr Roux, grâce aux nombreuses souscriptions qui ont afflué de toutes parts, prépare le vaccin antidiphtérique. Des laboratoires semblables ont été créés aussi un peu partout, si bien que le sérum du croup se trouve à l'heure actuelle, à la portée de tous les médecins.

Behring a eu l'ingénieuse idée de donner au sérum antidiphtérique la consistance solide qui, sous cette forme, ne s'altérera jamais et se conservera indéfiniment. Il est à désirer que ce procédé s'applique à tous les autres sérums.

A l'exposition des Beaux-Arts de l'année 1895, en entrant dans le salon du Palais de l'Industrie, le visiteur s'arrête ému devant l'œuvre palpi-

3.

tante d'André Bouillet « Le vaccin du croup à l'hôpital Trousseau ». Que de larmes ce beau tableau
arrachera aux mères qui n'ont pas oublié la toux
sinistre et le râle déchirant de cette maladie maudite ! Mais elles sortiront rassérénées par le souvenir consolant de cette œuvre ; car elles savent
maintenant qu'un sauveur veille sur leurs enfants.
Les traits du modeste savant sont fixés à jamais
sur cette toile qui immortalisera l'homme de génie
en l'honneur duquel les femmes d'Athènes et de
Rome auraient tressé des couronnes d'or.

Pasteur, avant de mourir, a eu la douce consolation d'assister au triomphe de son élève qui,
s'inspirant de la méthode scientifique du maître,
a fait une des plus brillantes découvertes des temps
modernes.

L'ancien Président de la République, M. Casimir-
Périer, a rendu publiquement hommage à Roux
en venant lui-même, lui remettre à l'Institut Pasteur,
les insignes de commandeur de la Légion d'honneur, juste récompense accordée à l'un des membres les plus illustres du corps médical français.

Le Conseil municipal et le Conseil général de
Paris ont remis, en séance solennelle, une médaille
d'or au Dr Roux, en lui disant : « Votre sort est

le plus enviable qu'il soit donné à un homme
d'avoir. Vous avez la satisfaction intime du de
voir accompli ; vous avez plus encore, vous avez
ce que rien ne peut surpasser, ce qui est ré-
servé aux bienfaiteurs de l'humanité, la reconnaissance des mères dont vous avez sauvé les enfants.

L'Académie des sciences, sur la proposition de la
section de médecine et de chirurgie, a décerné à
Roux et Behring le prix Albert Lévy de 50,000 fr.
qui, d'après les intentions du donateur, devait ré-
compenser l'auteur de la découverte d'un traitement
efficace de la diphtérie. Ce prix pouvant être par-
tagé entre les savants qui auraient fait simulta-
nément cette découverte, l'Institut a cru devoir le
répartir entre Roux et Behring. Behring a accepté
ce don dont il a fait un noble usage ; car il a employé les 25,000 francs qu'il a reçus à une fondation destinée à doter les recherches sérothérapiques.

L'Académie de médecine allemande aurait-elle
agi avec la même générosité envers le Dr Roux, si
elle s'était trouvée dans un cas identique ?

La France est trop souvent chevaleresque ; tant
mieux ! Réjouissons-nous du noble exemple qu'elle
donne à l'univers.

Depuis le moment de l'emploi du sérum de Roux,

jusqu'à ce jour, la mortalité par la diphtérie a baissé d'une façon prodigieuse. M. Monod a communiqué à l'Académie de médecine, en 1895, des statistiques d'après lesquelles, déjà à cette époque, plus de 20,000 existences humaines avaient été sauvées.

Virchow, à la fête de Noël, célébrée à l'hôpital des Enfants, à Berlin, a constaté dans une allocution, les remarquables effets du traitement de la diphtérie par le sérum de Roux, et l'abaissement de la mortalité tombant dans cet hôpital de 43 0/0 à 8 0/0.

Le bruit a couru que le D^r japonais Kitasato, dont nous avons parlé déjà, avait écrit un mémoire sur le traitement de la diphtérie par un sérum de sa composition, qu'il obtient de préférence du mouton. Injecté sous un moindre volume, car il ne dépasse pas 6 centimètres cubes à la fois, il aurait une action beaucoup plus énergique. D'après sa statistique, la mortalité était au Japon de 56 0/0 avant le sérum de Roux. Or, la mortalité des cas régulièrement traités par la préparation, est descendue au-dessous de 3 0/0 !

M. Chantemesse rend compte en ces termes, devant la Société médicale des hôpitaux, de ses expériences sur la sérothérapie par voie intestinale.

Actuellement, dit-il, la pratique de la sérothérapie s'étend et s'étendra à toutes les maladies où la septicémie sanguine existe avec intensité plus ou moins marquée. Si le sérum injecté est un peu irritant, il peut arriver, quoique dans des cas rares, que le malade souffre cruellement et qu'il se fasse au niveau de l'injection un gonflement, de la douleur vive et parfois même des abcès. En outre, il est des malades qui, par une sensibilité spéciale, se montrent rebelles à la pratique des injections sous-cutanées de sérum.

J'ai essayé, dans vingt cas, de pratiquer la sérothérapie par injection intestinale, et j'ai pu me convaincre que l'absorption de sérum par la muqueuse de l'intestin, se faisait facilement et n'entraînait, dans tous les cas que j'ai observés, aucun inconvénient.

Un premier lavement est donné au malade pour nettoyer l'intestin; puis l'injection du sérum est pratiquée dans le rectum avec une seringue.

La sérothérapie par voie intestinale à doses répétées n'amène aucune douleur et n'a jamais été suivie d'aucune manifestation désagréable, pas même d'érythème de la peau.

L'efficacité de l'injection rectale m'a paru la

même que celle de l'injection sous-cutanée. A la suite, même sensation de bien-être du malade, même diminution de température, même modification de l'état local, même suppression de l'albuminurie, etc.

J'ai pu, par cette méthode, avoir recours en quelques jours et sans le moindre inconvénient, à l'absorption de grandes doses de sérum.

En terminant tout ce que nous avions à dire sur la découverte mémorable de Roux, disons que MM. d'Arsonval, professeur au Collège de France, et Charrin ont présenté, il n'y a pas longtemps, à l'Académie des sciences, les résultats de leurs travaux sur l'action de l'électricité sur les microbes. Le *Moniteur de l'hygiène publique* rend compte en ces termes de la grande nouvelle scientifique :

« Il s'agit de l'action des courants de haute fréquence sur les toxines bactériennes. Sous leur influence, les toxines contenues dans l'organisme sont atténuées à des degrés divers; elles perdent leur virulence et se transforment en vaccins d'énergie variable.

Personne n'ignore aujourd'hui que les maladies infectieuses, diphtérie, choléra, tuberculose, etc., se développent sous l'influence des micro-organismes pathogènes appelés microbes. Ceux-ci pullulent dans l'organisme et y fabriquent des poisons appelés toxines.

Or, sous l'influence des courants alternatifs à haute fréquence de d'Arsonval, ces toxines sont en grande partie atténuées; les expériences faites sur les animaux, démontrent péremptoirement le fait.

A la suite d'une autre série d'expériences, ces toxines, après électrisation par les mêmes courants alternatifs à haute fréquence, confèrent à l'organisme qui en est l'objet, l'immunité.

Qu'on juge de l'importance de ce fait. Un enfant est atteint de diphtérie. Au lieu de recourir aux injections de sérum, qui ont déjà donné d'immenses résultats, on le soumettra aux courants de d'Arsonval. Ceux-ci auront pour conséquence, non seulement la guérison de la maladie par la destruction des microbes diphtéritiques, mais encore la faculté de préserver le sujet d'une attaque nouvelle de cette maladie. Et il en sera de même de la fièvre typhoïde, de la tuberculose et de toutes les maladies infectieuses en général. »

D'autre part, dit l'*Echo Scientifique*, ces courants électriques peuvent traverser l'organisme sans produire aucun phénomène sur la sensibilité. Alors que des courants produisant cent ou cent cinquante mille oscillations par seconde foudroient un homme, ceux de très haute fréquence, tels que d'Arsonval les emploie, sont inoffensifs. Dans la diphtérie, par exemple, il suffirait de faire d'une manière convenable passer le courant dans la gorge.

Pour l'homme, l'application est plus délicate que chez l'animal et demande des études préalables pour déterminer le courant le plus favorable aux différents tempéraments.

Aujourd'hui rien n'est impossible aux hommes de génie.

Depuis la découverte de Roux, la trachéotomie qui était jusqu'alors l'*ultima ratio* de la thérapeutique, tend de plus en plus à disparaître. Cette sanglante opération, véritable égorgement qui jetait l'horreur et l'épouvante dans les familles, est heureusement remplacée aujourd'hui par l'intubation, c'est-à-dire l'introduction dans le larynx d'un tube permettant l'accès de l'air jusqu'aux poumons.

Le tubage qui souleva chez Trousseau de violentes attaques contre Bouchut, son inventeur, fut abandonné aussitôt qu'imaginé. Cet échec était imputable au défaut de perfection de l'instrument.

Un médecin américain O'Dwyer, reprit plus tard l'idée de Bouchut et modifia le tube français. Mais c'est au Dr Tsakiris, appelé à soigner les petits malades de la Crèche de diphtérie de Paris, que l'on doit le nouveau manuel opératoire de l'intubation au moyen du perfectionnement qu'il a apporté aux instruments du médecin américain. M. Tsakiris a écrit à ce sujet un livre qui fait école ; car sa méthode est suivie aujourd'hui avec la plus grande faveur. Nous lisons dans la *Médecine Moderne* qu'on recourt aujourd'hui de préférence au tube de Ribemond qui réalise d'autant mieux ce qu'on en attend que, pour l'établir expérimentalement, on l'a moulé sur le larynx d'un enfant mort qu'on a congelé pour prendre plus exactement la position et la courbe du larynx. Le tubage présente néanmoins certains inconvénients, et il reste alors au chirurgien la ressource de la trachéatomie.

Disons que l'intubation est encore parfaitement bien indiquée dans l'asphyxie des nouveau-nés, des noyés, etc.

Les nouvelles arrivées de l'Extrême-Orient signalaient, il y a quelques années à peines, l'invasion de la peste dans l'île Hong-Kong que l'Angleterre possède en Chine, dans la baie de Canton. L'épidémie a fait, en 1895, une nouvelle apparition dans la même contrée. M. le Dr Hyersin, que la médecine navale s'honore de compter dans ses rangs, a publié dans les *Annales* de l'Institut Pasteur, dont il est un ancien préparateur, un travail remarquable sur la peste bubonique. Ce hardi médecin, envoyé à Hong-Kong, découvrit le microbe de la peste, et, depuis ce moment, a trouvé un vaccin contre cette maladie qui a fait plusieurs fois des ravages affreux en Europe et en Egypte. On sait qu'elle éclata à Marseille en l'année 1720 et qu'elle fournit l'occasion à un prélat, Monseigneur Belzunce, évêque de cette ville, de s'illustrer par son dévouement chevaleresque et chrétien.

Napoléon la rencontra à Saint-Jean-d'Acre.

Un tableau de nos musées le représente impassible au milieu de ses soldats pestiférés. Signalons l'acte héroïque du médecin français Bulard qui pendant l'épidémie d'Egypte en 1835, porta plusieurs jours, sans contracter le mal, la chemise d'un homme mort de la peste. Bulard ne croyait pas à sa transmission par le contact et voulut le prouver par sa hardie et célèbre expérience.

L'amour de la science enfante des prodiges.

Ne ménageons pas les éloges au Dr Hyersin qui a eu l'héroïsme d'aborder ces contrées empestées et d'y exposer sa vie, en manipulant des cadavres et s'enfonçant dans les quartiers où l'épidémie sévissait avec le plus de violence, en vue d'étudier l'état des maisons où s'étaient produits des cas de peste, et de s'assurer si elles renfermaient les germes de la maladie. .

Le gouvernement récompensa un tel courage en donnant à ce savant médecin la croix de la Légion d'honneur.

Voyageur intrépide, Hyersin atteint, au péril de ses jours, les sources du Donnaï. De l'Indo-Chine il va au Siam pour étudier une maladie épidémique qui sévit sur l'éléphant, et il a la bonne fortune d'en trouver le microbe et d'en indiquer le remède.

Le Dr Laveyssière, qui donne dans le *Correspondant médical* la biographie de ce chercheur indomptable, termine ainsi !: Heureuse la patrie qui a de pareils serviteurs !

N'oublions pas de faire connaître, ce qui est un grand titre de gloire pour lui, qu'Hyersin a collaboré avec Roux pour la recherche du vaccin antidiphtérique.

Les journaux de médecine nous apprennent qu'il

a fondé depuis peu, sur la côte d'Annam, un laboratoire de bactériologie pour l'étude du traitement
sérothérapique de la peste. Des chevaux ont été
immunisés contre le bacille de cette maladie.
D'après les nouvelles reçues au Ministère de la
marine, il a traité tant à Amoy qu'à Canton, 25 cas
de peste bubonique par la sérothérapie. Sur ces
25 cas, il aurait obtenu 23 guérisons.

Cette terrible maladie sévit dans l'Inde depuis
le mois de septembre 1896, et cause des ravages
affreux dans les villes de Bombay et de Karachi.
Elle s'étend à Poona, à Tanna, à Satara et dans
le Sind. Comme en Chine, elle a été précédée
d'une mortalité extraordinaire sur les rats et certains animaux domestiques. Les mouches elles-
mêmes peuvent transmettre le virus.

Ces insectes, broyés dans du lait stérilisé, ont
été injectés par Hyersin à des cobayes qui ont
succombé à la peste.

Goa, dans l'Inde portugaise, a été atteinte à son
tour. L'autorité a donné l'ordre de brûler tout à
la fois les cadavres, les vêtements et les maisons
où les pestiférés ont succombé ; mesure radicale
et sage s'il en fût, dès le début d'une épidémie
aussi effrayante !

L'Europe commence à trembler devant les menaces de cette peste que le mercantilisme de l'Angleterre traîne dans la cale de ses navires.

Le bruit a couru en effet qu'un bâtiment arrivé récemment de l'Inde l'a importé à Plymouth où plusieurs cas se sont produits à bord. Tous les gouvernements se sont émus de ce fait, et se sont concertés pour apposer une barrière au fléau. En France particulièrement, on a absolument interdit le débarquement dans nos ports des bâtiments venant des endroits contaminés par la peste.

D'autre part, des ordres sont donnés pour préparer du vaccin ; car tout fait espérer que le traitement antibubonique d'Hyersin nous permettra de combattre ce fléau ; si, malgré les mesures sanitaires les plus sévères, il faisait son apparition parmi nous. Un premier envoi de sérum a été expédié par lui à Bombay. Sur 156 vaccinés, 4 seulement ont succombé.

Ce vaccin n'est pas seulement un remède curatif ; mais comme préservatif il agit encore d'une façon aussi efficace.

Au moment où nous terminions tout ce que nous avons à dire sur les travaux remarquables du Dr Hyersin, médecin de 1re classe de la marine,

dont le nom est aujourd'hui connu du monde entier, nous apprenons avec une profonde satisfaction que ce savant vient d'être élevé à la dignité
d'officier de la Légion d'honneur, et appelé par le
gouvernement Indien, à Bombay, pour procéder immédiatement à l'essai de son vaccin anti-pesteux.
Nous apprenons aussi que le Dr Haffkine a préparé à son tour un vaccin de la peste qu'il n'a pas
craint d'expérimenter sur lui-même. Les recherches du laboratoire, dit-il, conduisent à cette conclusion que l'inoculation accroît la résistance de
l'homme contre la maladie ; mais le degré de
cette protection et les modifications à apporter
pour accroître cette protection ne pourront être
établis que par des observations poursuivies chez
l'homme pendant une épidémie.

D'après les nouvelles reçues de Bombay, sur 50
cas de peste confirmés, Hyersin a obtenu 33 guérisons. Sur 17 sujets traités le premier jour de
la maladie, 15 ont survécu. Sur 17 malades ino-
culés le deuxième jour, 11 ont été sauvés. Sur 12
cas traités le troisième, 6 seulement ont survécu.
Sur 3 cas traités le quatrième, 2 ont donné un résultat favorable.

La moyenne générale des décès n'a pas dépassé

34 0/0, tandis que la mortalité était auparavant de 83 0/0. Cette mortalité est même tombée à 7 0/0 pour les cas traités avec fortes doses de sérum.

Le Dr Hyersin a fait aussi des injections préventives sur 12 personnes ; jusqu'à présent aucune d'elles n'a présenté le moindre symptôme de contagion.

La fièvre jaune, appelée aussi *Vomito negro*, originaire d'Amérique, a été observée un peu partout et même en France, à Saint-Nazaire, en 1861. On annonce que le Dr Giseppe Sanarelli a trouvé le microbe de cette non moins redoutable maladie qui, à des époques différentes, a dévasté nos Antilles et le Sénégal. Si l'efficacité du sérum préparé par cet heureux médecin est confirmée, le Dr Sanarelli recevra le prix de 750,000 francs offert par le gouvernement brésilien à l'auteur de la découverte d'un remède certain contre la fièvre jaune.

La lèpre asiatique, cette maladie hideuse que les médecins de la marine connaissent pour l'avoir vue fréquemment dans leurs voyages ou leur séjour dans certaines de nos colonies, fut importée en Europe par les Croisés, qui la contractèrent en Orient, et se répandit d'une façon effrayante. Elle règne encore dans la presqu'ile des Balkans où des mesures sanitaires devront la cantonner, en attendant qu'un traitement sérothérapique la fasse disparaître pour toujours.

La lèpre a été parfaitement étudiée par un médecin colombien, le Dr Carrasquilla, C'est avec le sérum du sang d'un lépreux qu'il inocula un cheval, et c'est avec le sang de cet animal qu'il a tenté, avec un résultat inespéré, ses expériences sur des lépreux au début de leur maladie. Il ne faut pas demander à la sérothérapie plus qu'elle ne peut donner.

Tout ce qu'elle peut faire et c'est déjà merveil-leux, c'est d'arrêter les affreux ravages d'un mal qui ronge lentement la figure, les membres, etc. La sérothérapie, comme on le pense bien, est impuissante à réparer les pertes de substances molles ou osseuses. Mais si elle arrête le processus destructeur de la lèpre, il faut avouer que le Dr Carrasquilla a bien mérité de l'humanité.

On apprendra bientôt qu'un sang préalablement ioduré pourra fournir un sérum antisyphilitique, Nous touchons à l'heure où la syphilis, qui n'épargne ni le sexe, ni l'âge, ni le rang, aura complètement vécu. Le Dr Istamanoff a essayé les injections de sérum d'agneau chez des syphilitiques. C'est à Tomassali que l'on doit cette méthode nouvelle qui semble produire des effets remarquables.

Il est prouvé aujourd'hui que la pneumonie est une maladie microbienne. Les frères Clamperer et, à leur exemple, d'autres expérimentateurs ont traité cette fréquente affection avec du sérum de lapins fortement immunisés, et leurs succès sont très encourageants.

Le tétanos aurait aussi trouvé son vaccin. A la Société de chirurgie, M. Bazy dit qu'en l'espace d'un an, il avait eu dans son service de Bicêtre, quatre cas de tétanos dont trois consécutifs à des plaies et un essentiel. Comme le tétanos est fréquent dans la région de Bicêtre, M. Bazy se décida à utiliser le sérum antitétanique à titre préventif en l'employant chez tous les blessés à l'hôpital. En l'espace d'un an, il entra 23 blessés et aucun d'eux ne fut atteint de tétanos.

Des expériences faites depuis par d'autres médecins, ont été suivies des mêmes résultats heureux.

M. Royer « traite l'érysipèle par un nouveau sé- » rum provenant d'un mulet immunisé d'après la » méthode Roux. Suivant lui, le streptocoque de

4

» cette affection devenu septique, serait la cause
» de l'érysipèle, comme il l'est de l'infection pu-
» rulente, des phlegmons, de la méningite, etc. »

Le streptocoque « est un microbe qui se diffé-
» rencie des bacilles par sa forme de graines ac-
» colées en chaînettes. Depuis plusieurs années,
» le Dr Marmorech, savant autrichien attaché à
» l'Institut Pasteur, a étudié les moyens de com-
» battre le streptocoque par le sérum en question
» avec les meilleurs résultats. Dans 45 cas d'éry-
» sipèle, il a obtenu 45 guérisons en l'espace de
» deux jours. »

A la séance du 31 décembre 1895, du Conseil
municipal de Paris, M. Paul Strauss a donné la
lecture d'une lettre très intéressante adressée par
le Dr Chantemesse, rendant compte des résultats
qu'il a obtenus à l'hôpital du bastion 29, dans le
traitement de l'érysipèle par la sérothérapie. Ce
médecin des plus distingués, chargé d'une crèche
d'enfants diphtéritiques et du service érysipélateux,
atteste que la préservation de la vie et de la santé
des malades a grandement bénéficié des moyens
mis à sa disposition par la libéralité du Conseil. Se
traitement exclusif par la sérothérapie a fourni une
proportion de guérisons plus grande que celle que

donnent les méthodes thérapeutiques réputées les meilleures. La mortalité, qui est en général de 4 0/0 environ, s'est abaissée entre ses mains à 1,03 0/0. Et il pense qu'avec un sérum plus actif, le chiffre de la mortalité deviendra même nul.

Ce qu'il y a d'intéressant à noter dans ce traitement, c'est que l'état général s'améliore rapidement. Quelques heures après l'injection, le malade accuse un bien-être très marqué et la fièvre tombe parfois au bout de très peu de temps.

Marmorek a aussi utilisé son sérum contre la scarlatine et la rougeole, et tous les médecins qui l'ont imité ont pu constater tant à la fois une mortalité de beaucoup inférieure et une guérison à marche rapide. Qui sait si ce nouveau traitement, dont l'efficacité est incontestable, ne va pas modifier au point de vue de la contagiosité ces maladies éruptives qui règnent si souvent à l'état d'épidémie meurtrière.

Il est actuellement prouvé que lorsque la diphtérie n'est pas complètement guérie par le sérum de Roux, à cause des complications produites par la présence du streptocoque, on devra recourir aux deux sérums. La guérison est alors infaillible. Pour en arriver à un résultat plus rapide, on immunise aujourd'hui des chevaux à ce double point de vue.

A la Société biologique, M. Roger a relaté l'observation de quelques malades atteintes de fièvre puerpuérale, affection qui a fait souvent tant de ravages, principalement dans les hôpitaux, chez les femmes en couche. Dans ces circonstances, l'application de la sérothérapie anti-streptococcique a été couronnée d'un plein succès.

M. Marrey « a exposé en 1895, à l'Académie » des sciences, les grandes lignes d'un travail de » MM. Héricourt et Ch. Richet, sur le traitement du » cancer par la sérothérapie. Partant des idées » mises en pratique pour le croup, les auteurs » ont recueilli le sérum du sang d'un animal au- » quel ils avaient inoculé une solution contenant » des débris carcinomateux ou cancéreux, puis ils » ont inoculé quelques centimètres cubes de ce » virus atténué à un malade portant une tumeur » maligne de la région abdominale. D'autres cas » ont été traités de la même façon et tous ont » donné les résultats les plus satisfaisants. » Le Dr russe Denisenko a obtenu la guérison du carcinome par l'usage interne de l'extrait de la grande chélidoine. Il injecte en outre dans l'épaisseur de la tumeur et réparti en plusieurs piqûres, de ce même extrait qu'il répand en même temps sur la surface du néoplasme, quand elle est ulcérée. Les effets thérapeutiques de ce traitement se manifestent, dès les premiers jours, par le ramollissement de la tumeur. Bientôt il se forme au niveau des piqûres, des fistules, autour desquelles on la voit fondre avec rapidité. En 15 à 20 jours, le volume a diminué de moitié et les tuméfactions des ganglions lymphatiques voisins disparaissent. L'application de ce traitement est simple et facile. On est donc autorisé à l'essayer.

On peut dire que si le traitement sérothérapique n'est pas encore apte à guérir radicalement les néoplasmes, il les améliore au moins plus qu'aucune autre méthode connue. On s'est demandé si, en combinant ce mode de traitement à l'opération par l'instrument tranchant, on n'obtiendrait pas des résultats plus favorables encore. C'est là une étape scientifique digne d'être mentionnée et qui marquera certainement dans la lutte engagée pour la solution de ce grand problème qu'un avenir très prochain nous réserve.

Ainsi qu'on vient de le voir par l'exposé sommaire de la nouvelle méthode qui a reçu le nom

4.

de sérum ou sérothérapie, la médecine est non seulement en voie de se simplifier, mais encore de résoudre les plus grandes questions pathologiques. Tout fait donc espérer que les maladies infectieuses, si nombreuses et si redoutables, vont devenir justiciables de la vaccination par les virus atténués. C'est ce que l'on peut appeler la médecine de l'avenir.

CHAPITRE II

Nous n'en avons pas fini encore avec les prodigieuses découvertes qui enrichissent la science médicale et fournissent à l'humanité souffrante les moyens de triompher des maladies qui l'assiègent de toutes parts.

Un homme dont nous portons encore le deuil, le physiologiste Brown-Séquard, l'une de nos plus pures gloires nationales, outre ses nombreux travaux qui suffiraient à sa renommée sur l'épilepsie spinale, la dynamogénie du système nerveux, l'inhibition, nom donné par lui à la suppression ou suspension, ou arrêt d'une fonction provoqué à distance par action réflexe, etc. Brown-Séquard, disons-nous, a doté la médecine de la méthode qui portera son nom, la méthode séquardienne. Des railleries de mauvais goût et la plupart indécentes accueillirent ses premières expériences.

Mais sa découverte de l'action du suc orchidien
restera comme une de nos plus belles conquêtes
scientifiques, car elle a été suivie de nouvelles
recherches, et depuis ce moment tous les sucs
organiques ont été mis à contribution avec le
plus grand succès.

C'est pendant les dernières années avant sa mort,
dit la *Revue de la Thérapeutique des tissus*, qu'il s'était
consacré à ses recherches par des injections d'ex-
traits organiques. Il pensait que tous les tissus,
glandulaires ou non, donnent quelque chose de
spécial au sang, que tout acte de nutrition s'ac-
compagne d'une sécrétion interne, etc., qu'il y avait,
en somme, une nouvelle thérapeutique à créer,
dont les médicaments seraient des substances fa-
briquées par les tissus de l'organisme sain. De là,
l'organothérapie. Ce fut une révélation, et nous
ajoutons une véritable révolution en thérapeutique.

Ecoutons l'auguste vieillard exposant sa méthode
en 1889, devant la Société de biologie.

« Agé de 72 ans, j'accusais depuis une douzaine
» d'années les infirmités de la vieillesse : déclin
» graduel de la vigueur physique, épuisement psy-
» chique après deux heures de travail au labora-
» toire, affaiblissement des grandes fonctions, lors-

» qu'après des essais préliminaires, je me fis des
» injections sous la peau tous les deux jours d'un
» centimètre cube de liquide obtenu par le broie-
» ment d'organes orchidiens provenant d'abord
» d'un chien vigoureux, puis d'un cobaye adulte
» et très jeune. Ces injections produisirent une aug-
» mentation des forces physiques et des forces
» intellectuelles très notable.

» Je me défends d'avoir été suggestionné.

» Les effets produits par ces injections durèrent
» un mois. » •

M. d'Arsonval, dont le nom est inséparable de
celui de Brown-Séquard, vint seconder la méthode de son illustre maître par la préparation
rationnelle des divers sucs organiques dont la
médecine dispose aujourd'hui. C'est ainsi que la
substance cérébrale, la moelle osseuse, le cœur,
les capsules surrénales, le pancréas, les ovaires,
etc,. des animaux sont tous les jours mis à
contribution dans le traitement de certaines maladies et ont donné lieu à des expériences de
plus en plus concluantes. Le suc pulmonaire,
soit en injection, soit en ingestion, est employé
contre la bronchite chronique, l'emphysème pulmonaire, la phtisie, la pleurésie purulente tu-

berculeuse. Le corps thyroïde en particulier a. été l'objet de recherches qui font, de cette glande, soit en injection, soit en extrait ou sous forme de tablettes, un remède de premier ordre dans le traitement du goître et de ses différentes variétés, du myxœdème, de l'obésité, etc. Le Dr Fraenkel a isolé le principe actif de cet organe qu'il appelle anti-toxine thyroïdienne, n'ayant pas les actions secondaires désagréables de la substance thyroïdienne, et mieux appropriée aux usages thérapeutiques.

M. Baumann, de l'Université de Fribourg, a trouvé de grandes quantités d'iode dans le corps thyroïde du mouton, du porc et de l'homme dans la proportion de 10 0/0.

Comme cet iode doit se retrouver dans les préparations sèches, M. Ewald a examiné les tablettes anglaises de glande thyroïde et il a pu constater la réaction très prononcée de l'iode. Dès lors ne serait-on pas autorisé à se demander si les maladies qui atteignent la thyroïde ne seraient pas dues à la diminution ou à l'élimination de l'iode contenu dans cette glande ?

On remplace aujourd'hui l'extrait thyroïdien ou les tablettes sèches par l'iodothyrine qui s'adminis-

tre à doses beaucoup plus faibles et qui produit
des effets plus prompts et plus sûrs. L'iodothyrine
ou la thyroïdine, d'après un intéressant travail du
Dr Hertoghé, lu à l'Académie de médecine de Bel-
gique, possède une action vaso-constrictive sur
les organes génitaux pelviens de la femme, se
manifestant par une diminution dans la quantité
de sang jeté hors de l'utérus pendant les pério-
des menstruelles, et exerce sur les glandes mam-
maires une action excitatrice manifeste. On voit,
en effet, sous son influence, augmenter d'une manière considérable la quantité de lait chez les
nourrices qui voient leur lait diminuer et revenir leurs règles.

Chez les sujets atteints d'acromégalie, maladie
étrange que les docteurs Marinesco et P. Marin
croient liée à la perversion du fonctionnement de
la glande pituitaire, ces médecins recourent à
l'usage de cet organe comme traitement. Malgré
les succès obtenus par eux, il est prudent d'attendre de nouvelles expériences pour se prononcer
cer d'une façon catégorique sur l'efficacité de
cette médication toute récente.

Le Dr Lisser a publié dans la *Gazette médicale
de la Russie méridionale* les résultats remarquables

qu'il a obtenus dans le traitement du diabète sucré ou glycosurie, par l'administration du pancréas en lavement. Ce médecin a constaté une diminution considérable de l'urine et une amélioration notable de l'état général.

Nous apprenons que le Dr Daniel Critzmann a traité, durant son passage à Bukarest, des malades atteints d'impaludisme que les médecins du pays, très experts d'ailleurs dans le traitement des accidents impaludiques, avaient soignés sans aucun résultat. Chacun connaît le rôle que joue la rate dans cette affection rebelle. Cet organe se sclérose, devient fibrineux, etc. L'idée vint au Dr Critzmann d'administrer a ses malades tous les jours et à l'heure des repas, 50 grammes de rate de bœuf crue, hachée et délayée avec un jaune d'œuf, et 10 grammes de moëlle de bœuf.

Les résultats furent réellement remarquables. Au bout de quelques jours, les malades étaient comme transformés.

Il est à souhaiter que d'autres essais viennent confirmer les premières expériences, et, grâce à ce nouveau traitement, nous aurons une méthode qui permettra à la médecine coloniale en particulier de combattre l'impaludisme avec plus de chances de guérison et de prolonger ainsi la vie de nos marins et de nos soldats.

On s'est demandé quel pouvait bien être le principe qui donnait sa merveilleuse puissance au liquide séquardien, lorsque les travaux remarquables de M. Albert Robin vinrent prouver que l'excitant chimique du suc organique n'était autre chose que le glycéro-phosphate de chaux, puissant stimulateur du système nerveux que ce médecin chimiste a eu la gloire de découvrir, il y a quelques années.

Le docteur Landouzy a appelé opothérapie la méthode de Brown-Séquard, mot tiré du grec et qui signifie traitement par les tissus ou sucs organiques. Nous aimerions mieux, pour honorer la mémoire de celui qui a créé cette nouvelle thérapeutique, remplacer l'expression d'opothérapie per celle de séquardthérapie.

Nous voulons aussi recommander à la gratitude des hommes le nom de ce modeste et grand médecin mort, il y a quelques années à peine, à l'âge de 91 ans. Nul n'ignore que l'Algérie, la plus brillante, mais aussi la plus sanglante de nos conquêtes, fut à un certain moment sur le point d'être abandonnée. « Nos soldats et nos colons étaient décimés par les fièvres miasmatiques. Le docteur Maillot, médecin militaire, eut l'idée première du traitement de ces fièvres par le sulfate de quinine et la mortalité descendit avec une rapidité sans exemple. »

Jusqu'alors, la médecine ne traitait ces maladies qu'avec la poudre de l'écorce de quinquina, arbre dont les propriétés furent connues à l'époque de la conquête du Pérou et qui vivait dans la vallée des Andes.

Depuis l'introduction en médecine de cet alcaloïde dont la découverte revient à deux savants français, Pelletier et Caventou, et qui serait resté ignoré sans doute si Maillot, dans une inspiration sublime, n'en avait deviné les admirables propriétés, la quinine est devenue pour ainsi dire de nos jours une véritable panacée.

Dans quelle maladie, en effet, ne joue-t-elle pas un rôle de premier ordre ? Mais c'est surtout dans les fièvres malariques qu'elle manifeste sa magnifique puissance.

Et toutes les conquêtes coloniales dont la France s'est enrichie dans le courant de ce siècle, n'en devons-nous pas la conservation à ce remède héroïque dont l'emploi contre l'intoxication paludéenne

sauve la vie de tant d'hommes et a fait l'illustra-
tion d'un médecin français?

Qu'on nous dise si la gloire des Bugeaud, des
Lamoricière et de tant d'autres capitaines renommés qui ont donné à la France le plus riche de ces
joyaux, est supérieure à celle de Maillot qui, divul-
guant les vertus du « divin remède », a arraché
des milliers d'existences à la mort ! Du soldat qui
a conquis nos provinces africaines arrosées de tant
de sang généreux, ou du médecin qui a disputé
tant d'hommes à la malaria, quel est donc le plus
grand ?

Briey, la ville natale du Dr Maillot, fière de son
enfant, lui a voté l'érection d'un monument pour
perpétuer le souvenir des immenses services qu'il
a rendus à sa patrie.

Le général Billot, ministre de la guerre, suivi
du médecin inspecteur général Dujardin-Beaumetz,
a inauguré, en octobre 1896, la statue élevée à
l'ancien président du Conseil de santé des armées et a fait l'éloge de Maillot « un des enfants les plus illustres et les plus modestes de
cette Lorraine, où l'on rencontre avant tout le
patriotisme. »

Oublierons-nous de mentionner l'instrument au-

quel Pravaz a donné son nom? Si cette minus-
cule seringue, aussi simple qu'utile, n'avait jamais été imaginée, l'hypodermie, méthode géniale
qui fait pénétrer sous le derme des médicaments
agissant sur l'économie d'une façon on ne peut
plus sûre et rapide, aurait-elle été soupçonnée?
La sérothérapie avec toutes ses conséquences qui
tiennent du prodige, aurait-elle vu le jour? Pasteur aurait-il dompté la rage, Roux la diphtérie,
etc.; si Rynd n'avait confectionné sa seringue
primitive, si Fergusson et Wood n'en avaient
proposé l'application et si Pravaz enfin n'avait
perfectionné cet instrument qu'il avait destiné au
traitement des varices et qui est devenu aujour-
d'hui un appareil de pratique courante indispensable à tous les médecins?

Et quelle révolution depuis cette époque, dans
le traitement d'une foule de maladies! Rapidité
d'action, dosage beaucoup plus faible du médicament, susceptibilité de l'estomac respectée quand
cet organe se montre rebelle, etc.; tels sont les
avantages inappréciables de la nouvelle méthode.
Et ce n'est pas seulement en sérothérapie qu'on
a recours à l'instrument de Pravaz, modifié en
cette circonstance, au point de vue du volume,

mais dans mille occasions de la pratique médicale.

Aujourd'hui que l'alcaloïdothérapie est en train de détrôner l'ancienne pharmacopée, les alcaloïdes qui sont le principe actif, l'âme même des végétaux, jouent un rôle considérable dans le traitement des maladies, et c'est par l'hypodermie, c'est-à-dire par les injections sous-cutanées, que la médecine en général les introduit directement sous la peau.

C'est ainsi que la morphine et l'atropine sont injectées contre les douleurs de toute nature. L'ergotine ou mieux l'ergotinine arrête les flots de sang qui se précipitent des organes thoraciques ou de l'utérus. Une injection ou deux suffisent pour se rendre instantanément maître de l'hémorragie. La caféine triomphe des troubles cardiaques. L'apomorphine est un vomitif des plus puissants et des plus rapides. Qu'un empoisonnement se produise à la campagne, les instants sont précieux et il n'y a pas de temps à perdre. Vite une injection de ce sel, et les vomissements surviennent sur le champ. Le médecin prévoyant aura toujours dans sa poche quelques tubes de lentilles ou de granules, les plus usuels.

Et la pilocarpine, extraite du jaborandi, ne jouit-
elle pas de la vertu précieuse de provoquer sur
l'heure une salivation et des sueurs abondantes,
grâce à l'action qu'elle exerce sur les glandes sali-
vaires, sudorales, etc. Sous son influence, les premières peuvent sécréter plus d'un 1/2 litre de sa-
live, et les secondes près de deux litres d'eau.
C'est surtout dans la pneumonie et la pleurésie
que cet alcaloïde rend des services signalés.

On peut aussi injecter des sels minéraux, tels
que les composés de fer, d'arsenic, de mercure. En
attendant que la syphilis trouve définitivement son
sérum, nous devons de la reconnaissance à l'hypodermie. Car lorsque le traitement spécifique de cette
maladie par les mercuriaux ne peut être toléré par
les voies digestives, l'injection sous-cutanée permet
de parer à cet obstacle et relègue bien loin les fric-
tions hydrargyriques qui font toujours le tourment
et amènent le dégout des malades.

Avec la seringue de Pravaz, on utilise aussi
certaines préparations souveraines dans les affections pulmonaires, telles que l'eucalyptol, la créo-
sote, l'iodoforme. Ces injections anti-bacillaires
produisent des résultats merveilleux et permettent
d'attendre l'heure immanente où le génie d'un

homme aura su trouver le vaccin vainqueur de la tuberculose.

La quinine, dont nous avons parlé plus haut, n'accomplit-elle pas des prodiges, injectée contre les accès pernicieux qui désolent les régions inter-tropicales et qui empoisonnent nos marins, nos soldats et ces intrépides explorateurs dont l'âme sereine n'a jamais tremblé devant l'image de la mort !

Quels services immenses ne rendraient pas les injections hypodermiques, si elles étaient plus souvent mises en usage !

C'était pendant la guerre Franco-Allemande. La corvette le d'*Assas* mouillait en rade de Tamatave. Le consul d'Angleterre, accourant précipitamment à bord, venait prier le commandant de nous autoriser à aller donner nos soins à un anglais qui se trouvait à toute extrémité. A notre vue, les yeux mourants du malade lancèrent un éclair d'espérance.

C'était la joie du noyé qui aperçoit à sa portée une bouée de sauvetage. Nous étions en face d'un pauvre jeune homme parvenu à la dernière période d'une fièvre ictéro-hémorragique ou accès jaune, comme on la désigne dans certaines colonies, et l'une des affections les plus meurtrières

des pays chauds. La supérieure de Saint-Joseph
avait épuisé tout ce que sa mémoire et son expérience lui avaient suggéré, quinine à haute dose
par les voies buccale, rectale, etc. En ce moment
suprême, il fallait instituer un traitement rapide.
Nous injectâmes trois fois de suite, sous le derme,
le contenu d'une seringue de Pravaz, soit de 40 à
50 centigrammes de sulfate de quinine et nous
fîmes appliquer une épaisse compresse chargée
d'une solution de ce sel sur la région de la rate
qui se présentait sous la forme d'un énorme gâ-
teau. Le lendemain, nous constatons une amélioration notable ; les vomissements avaient presque
entièrement cessé, les urines ne tachaient plus le
linge en rouge de sang, etc. Nouvelle injection de
quinine les jours suivants.

Enfin le d'*Assas* quittait Tamatave, et lorsque,
quelques mois après, nous reparûmes dans ce port
nous apprîmes avec la plus grande surprise que
notre naturaliste s'était tellement bien rétabli,
qu'oubliant le terrible danger auquel il avait
échappé, il était reparti pour reprendre sa chasse
aux insectes de Madagascar.

C'était bien là un cas mortel, et l'on peut affirmer que la quinine, administrée sous cette

formé, a fait éclater sa miraculeuse souveraineté.

Nous pourrions citer d'autres faits aussi concluants ; nous n'insisterons pas.

Puisque nous traitons un sujet aussi grave, car il s'agit de la vie des hommes que le service colonial réclame tous les jours, serait-ce sortir de notre cadre en soumettant l'idée suivante à l'appréciation des inspecteurs du service de santé des armées de terre et de mer, ou à leur ministre respectif ? Il serait à souhaiter que dans tous les postes coloniaux dépourvus de médecins et éloignés de tout secours, les commandants fussent munis de l'instrument de Pravaz et d'une instruction claire et précise qui leur permit, dans des cas de fièvre pernicieuse où le temps est de l'or, d'agir promptement et sûrement. Que de vies précieuses on arracherait ainsi à ces fièvres qui sidèrent si souvent un homme dans d'espace de quelques heures !

L'expédition de Madagascar s'est achevée avec gloire. Mais combien s'en est-il peu fallu qu'elle ne se terminât par une sanglante défaite pareille à celle que l'Italie a essuyée en Abyssinie ! La grande île est aujourd'hui une terre française, grâce à l'énergie des chefs, à la bravoure de nos soldats et à la chance. Mais nous n'en constatons pas moins que les leçons du passé ont été méconnues et que ceux qui ont décidé cette guerre, n'ont pas assez compris que pour conquérir cette terre meurtrière, il fallait des troupes habituées aux climats intertropicaux, des indigènes choisis dans nos différentes colonies, et que l'expédition ne devait être confiée qu'à la marine et à ses régiments auxiliaires.

La marine seule connaissait l'insalubrité de Madagascar, et c'était en vue seule des maladies mortelles, au devant desquelles courait follement l'expédition, qu'il fallait se prémunir. La statistique suivante, établie immédiatement après la prise de Tananarive, en est la preuve la plus lamentable.

Une centaine d'hommes hors de combat, dont 7 ou 8 tués. Plus de 6000 morts de maladie, sans compter la foule des malheureux qui sont venus expirer dans nos hôpitaux ou dans leurs familles.

Défense, nous a-t-on dit, par ordre supérieur, avait été faite aux médecins de continuer à traiter les fièvres graves par les injections quiniques, sous le prétexte que des cas de tétanos avaient entraîné la mort de quelques hommes.

Nous avons cru rêver en entendant une pareille explication; mais qui vous dit que les tétaniques

ont réellement succombé aux suites de ces injections, hypodermiques? Aujourd'hui, on admet
que le tétanos est d'origine chevaline. N'aviez-vous
pas de chevaux là-bas à Madagascar? Et d'ailleurs, fallait-il renoncer à cette méthode de traitement, parce que quelques cas malheureux étaient
venus assombrir le tableau? Il est vrai que cette
mesure fut levée plus tard, ou mieux ne fut guère
observée ; car quelques médecins n'en continuè-
rent pas moins de traiter les cas graves d'impaludisme par la voie sous-cutanée.

Les travaux de Pasteur ont donné naissance à
l'antisepsie, cette science nouvelle qui a valu tant
de hardiesse à la chirurgie contemporaine et qui
fait affronter aujourd'hui, avec une sûreté presque mathématique, les opérations les plus surpre-
nantes.

Lister a eu l'honneur de créer cette méthode
admirable qui portera désormais son nom. Voici ce
qu'il écrivait à Pasteur : « Permettez-moi de vous
» adresser mes cordiaux remerciements pour m'a-
» voir, par vos brillantes recherches, démontré la
» vérité de la théorie des germes de la putréfaction
» et m'avoir donné ainsi le seul principe qui pût
» mener à bonne fin le système antiseptique.

» Si jamais vous venez à Edimburgh, ce serait,
» je crois, une vraie récompense pour vous que de
» voir, à notre hôpital, dans quelle large mesure
» le genre humain a profité de vos travaux. Ai-je
» besoin d'ajouter quelle grande satisfaction j'é-
» prouverais à vous montrer ici ce dont la chirurgie
» vous est redevable ? »

Le chirurgien aborde maintenant sans sourciller
les cas les plus extraordinaires de la médecine
opératoire. Ce que n'avaient pas même songé à
tenter les Dupuytren, les Lisfranc, les Velpeau, les
Nélaton et tant d'autres maîtres illustres, devient
à l'heure actuelle une chose de pratique courante

Voici une anurie due à la présence d'un calcul
dans le rein ou l'uretère. Cette pierre siège presque toujours à la partie supérieure des voies d'excrétion. L'urémie et la mort sont la conséquence
fatale de l'existence de ce corps étranger. L'intervention chirurgicale est indiquée dès les premiers
temps, et la néphrotomie ou incision du rein est
la ressource suprême. L'opération devient impé-
rieuse, lors même que l'anurie serait causée par
un cancer utérin, etc., et nécessiterait l'établis-
sement d'un méat lombaire temporaire permettant
l'écoulement de l'urine.

D'après la pratique et l'expérience de nos grands chirurgiens, la néphrotomie est une opération bénigne aujourd'hui, simple dans son manuel opératoire et dans ses suites, qui, exécutée à temps, abaisse dans des proportions considérables, la mortalité des sujets atteints d'anurie calculeuse ou par obstruction.

La laparatomie permet aussi de traiter ces maladies graves méconnues jusqu'à présent et qu'on a désignées sous le nom d'appendicites, et d'arracher de la cavité abdominale un organe malade, une tumeur qui menacent l'existence. D'où l'hystérectomie et l'ovariotomie qui ont soulevé la bile de certains écrivains.

Wells, illustre chirurgien anglais, mort tout récemment, mit en honneur ces grandes opérations chirurgicales, et c'est à Péan que nous en devons la vulgarisation en France où elles furent tout d'abord repoussées comme injustifiables. Wells montra l'accroissement successif des guérisons qui, dans ses 300 derniers cas, atteignirent le chiffre de 95 0/0.

Toutes ces opérations hardies et grandioses tout à la fois, sont pratiquées aujourd'hui avec la plus grande sécurité, dans une foule de cas qui deviendraient mortels sans la méthode de Lister.

Toujours, grâce à l'antisepsie, le chirurgien pourra recourir à la pneumotomie et à la pneumotecnie dans les hémorragies traumatiques ou pathologiques que la ligature essaiera de tarir, les collections cavitaires, telles que les kystes hydatiques, en un mot dans tous les traumatismes graves pulmonaires, comme le disait le docteur Michaux (de Paris), au 9e Congrès français de chirurgie, tenu à Paris en octobre 1895.

Dans ce même congrès, M. Doyen (de Reims) dit que le cerveau est au même titre que les viscères des deux autres cavités splanchniques, justiciable des tentatives les plus audacieuses. Seul son abord est plus difficile. Mettre à découvert l'organe cérébral et explorer, en cas de diagnostic incertain, tout un hémisphère du front à l'occiput, telle est la méthode qu'il pratique et dont il indique le procédé opératoire. Des caillots et des tumeurs peuvent être ainsi extirpés.

A l'appui de sa thèse, il relate une microcéphalie compliquée de goître exophtalmique et une épilepsie qui ont été guéries. Qui sait, dit-il encore en terminant, où s'arrêteront les indications de l'exploration de l'encéphale ? La méningite tuberculeuse au début et certains cas d'hémorragie cérébrale, ne seraient-ils pas aussi justiciables de l'hémi-craniectomie qu'il propose ? Ouvrir le crâne comme on ouvre un sabord aux flancs d'un navire, et, l'opération terminée, le refermer avec son lambeau rabattu comme on ferme ce sabord avec son mantelet, tel est le procédé génial de ce chirurgien remarquable.

Comme le dit si bien le *Correspondant médical*, la communication du Dr Doyen restera la manifestation de la plus grande et la plus heureuse témérité chirurgicale de cette fin de siècle qui en a pourtant vu beaucoup.

Les amputations, dont la cicatrisation était si lente à se faire avant la méthode de Lister, guérissent maintenant en quelques jours, sans être suivies de ces interminables suppurations qui affaiblissaient les malades et les exposaient, surtout dans les établissements nosocomiaux, à la pourriture d'hôpital, à l'érysipèle traumatique, etc.

Aujourd'hui, après l'exérèse et la ligature des vaisseaux avec des fils organiques, tel que le catgut, le chirurgien procède à la toilette des surfaces cruentées par un lavage antiseptique très minutieux et à la réunion de toutes les parties molles par des sutures partant du centre du membre amputé et s'étageant jusqu'à la peau réunie et suturée de la même façon.

A l'aide de la compression élastique par la bande d'Esmarck, de la spongiopressure et des pinces hémostatiques dont l'action a pris le nom de forcipressure et dont la priorité souleva une retentissante polémique entre deux maîtres de la chirurgie française, Péan et Verneuil, toute hémorragie est conjurée.

N'est-ce pas un spectacle merveilleux de voir ainsi les plus grands traumatismes se cicatriser comme par enchantement, sans qu'il en coûte une goutte de sang !

Et comme ces brillantes opérations se pratiquent pendant le sommeil anesthésique, c'est-à-dire sans la moindre douleur, n'est-ce pas aussi une suprême consolation pour l'opéré comme pour l'opérateur, de savoir à l'avance qu'elles se font *tuto, cito et jucunde.*

« Les admirateurs, les collèguess et les anciens » élèves de Lister ont formé à Glascow, à Edimbourg » et à Londres, des comités pour réunir les fonds » nécessaires à une grande manifestation de sympa-

» thie et de reconnaissance à l'occasion de la ren-
» trée du célèbre chirurgien anglais dans la vie
» privée ».

C'est à Lucas-Championnière que l'on doit l'introduction en France de la méthode antiseptique
que le grand chirurgien de nos hôpitaux de Paris
est allé étudier en Angleterre. Cela seul suffirait
à sa gloire.

Si la méthode listérienne inspire une juste audace et invite aux opérations les plus étonnantes
il faut lui en être doublement reconnaissant, car
d'autre part elle permet au chirurgien de conserver des membres qu'il était de toute urgence
d'abattre autrefois. Ces mutilations, qui pourtant
étaient nécessaires, tendent de jour en jour à devenir de plus en plus rares. La chirurgie conser-
vatrice donne la joie la plus pure au médecin. Car
s'il est glorieux d'opérer élégamment et brillam-
ment, il y a mille fois plus d'honneur à conserver un membre qu'à en amputer mille.

Ecoutons à ce sujet et imitons le chirurgien
de l'Hôpital de la Pitié, M. le Dr Paul Reclus.

« On connaît nos idées sur la conduite à te-

» nir dans les grands traumatismes des membres
» et récemment encore nous avons, au Congrès
» français de chirurgie, plaidé la cause de la
» conservation systématique. Jamais, quelle que
» soit l'étendue ou la gravité de la lésion, ja-
» mais nous n'amputons le membre écrasé. Nous
» l'enveloppons dans des substances antiseptiques
» et, sous le couvert de cet embaumement, nous
» laissons à la nature le soin de réparer elle-
» même le mort du vif. Cette pratique a le dou-
» ble avantage d'être beaucoup moins meurtrière
» que l'exérèse chirurgicale et de conserver au
» blessé, si ce n'est la totalité de son membre,
» du moins une longueur beaucoup plus grande
» que celle qui lui resterait après une amputation.

» Mais cette conservation à outrance nous n'ose-
» rions même pas l'aborder sans le secours de
» l'eau chaude projetée énergiquement par un ir-
» rigateur, à une température de **60** à **62** de-
» grés, etc. »

Toujours grâce à l'antisepsie, la chirurgie actuelle pratique sur les os les opérations les plus
merveilleuses. Dans un cas d'absence congénitale
du radius, dit le professeur Heydenrech (de

Nancy), on a coupé longitudinalement le cubitus en deux parties depuis l'extrémité inférieure de l'os jusque vers son milieu ; puis ces deux branches du cubitus ont été écartées et l'on a fixé le carpe entre elles par des clous.

La possibilité de la greffe osseuse a été démontrée expérimentalement par Ollier. La première application heureuse de la méthode a été faite en 1879, par Macewen. Chez un enfant de trois ans qui avait perdu, à la suite d'une ostéomyélite, la totalité de la diaphyse humérale du côté droit, ce même chirurgien pratiqua, à trois reprises différentes, des transplantations de fragments d'un humérus pris sur des malades opérés pour des courbures rachitiques.

Ces fragments se réunirent les uns aux autres et contractèrent des adhérences avec les extrémités de l'humérus, de manière à former une tige osseuse solide.

Autre chose plus merveilleuse encore !

L'expérience a prouvé que les greffes peuvent être faites avec d'autres substances que le tissus osseux vivant, et l'on s'est servi avec succès de fragments d'os décalcifié, etc. Péan, dans une résection de l'épaule, avait enlevé la tête et la moitié supérieure tout entière de l'humérus. Il employa du caoutchouc préparé *ad hoc*. La guérison fut rapide et les mouvements furent satisfaisants.

Au 10ᵐᵉ Congrès de chirurgie, M. Chipault, chef de la Consultation chirurgicale à la Salpétrière, a communiqué le résultat de ses travaux sur les sutures apophysaires. Alors, dit-il, que la plupart des affections dites orthopédiques, telles que le pied bot, les déviations tibiales, le genuvalgum, sont entrées tout entières ou presque tout entières dans le domaine opératoire, il semble que les chirurgiens n'aient pas osé toucher jusqu'à présent au groupe si fréquent et si important des affections orthopédiques vertébrales, telles que le mal de Pott ou carie vertébrale, la cyphose infantile ou déviation latérale de la colonne, les scolioses ou courbures anormales en arrière. Pour remplir toutes les indications de l'orthopédie rachidienne, un seul procédé opératoire suffit, les ligatures apophysaires. Et l'auteur décrit son procédé opératoire aussi simple que rapide.

Nous pourrions continuer l'exposé des opérations audacieuses de la chirurgie contemporaine dont l'antiseptie assure le succès. Mais ce que nous en avons dit est plus que suffisant pour attester la suprématie de notre art.

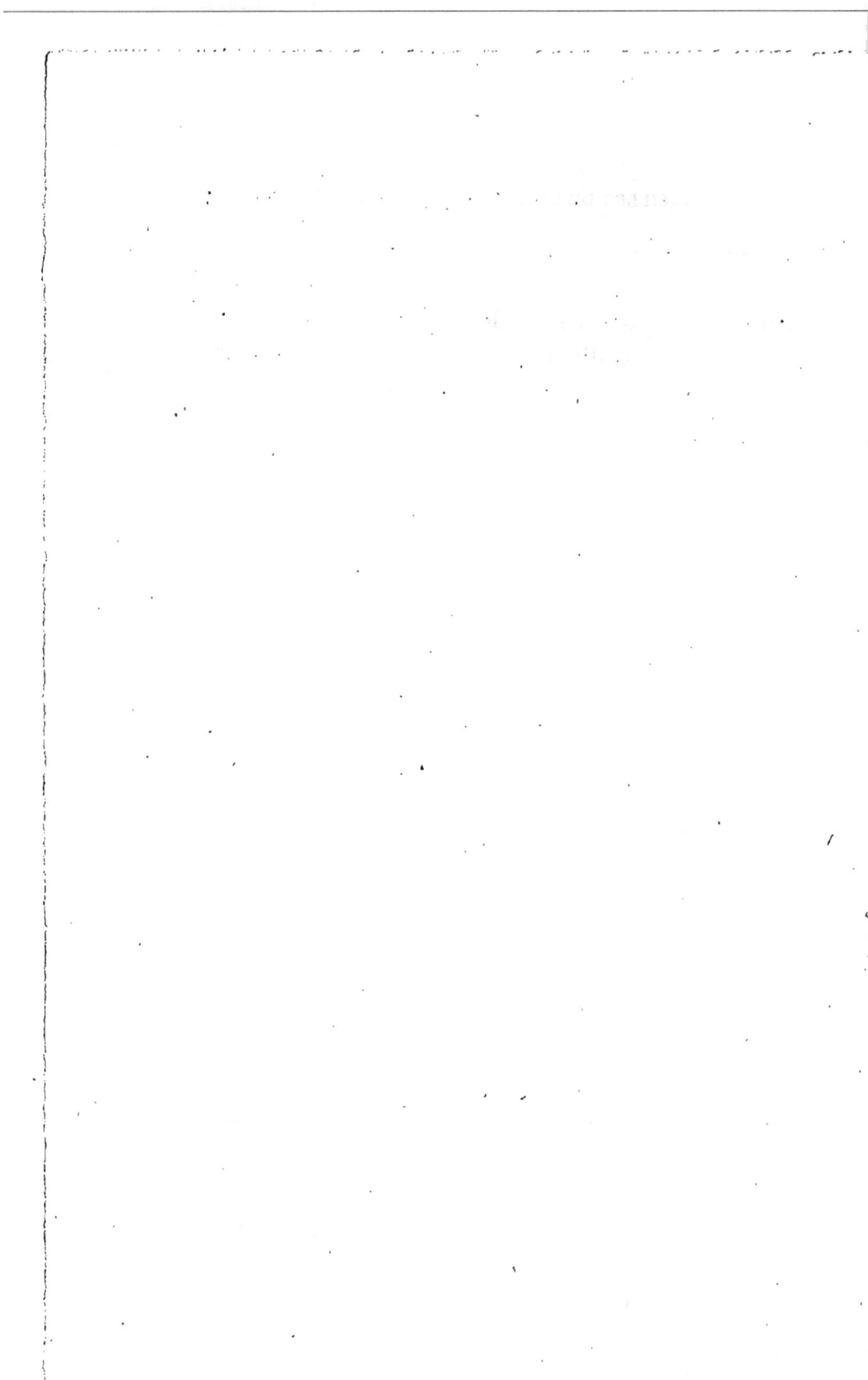

CHAPITRE III

Faire taire la douleur ou la conjurer, tel est le noble but que les médecins ont poursuivi de tout temps; et jamais époque n'a été plus favorable que celle où nous vivons pour la réalisation d'un pareil idéal.

Il nous suffira de passer une revue sommaire des nombreux agents anesthésiques et analgésiques que nous possédons, pour attester encore et toujours la supériorité de la médecine sur toutes les autres sciences.

Sans remonter aux siècles précédents qui ne nous apprennent pas grand'chose à ce sujet, nous commencerons dès le début du dix-neuvième siècle. M. Davy découvrit en 1800 le protoxyde d'azote et remarqua les propriétés anesthésiques de ce gaz qu'il appela hilarant. Hor-Wells, dentiste, eut, en 1844, l'idée de les appliquer à la chirurgie.

C'est à Jakson et à Morton qu'est dû l'emploi

de l'éther comme agent anesthésique. Le chloroforme, dont la découverte appartient à Soubeiran,
a été utilisée comme insensibilisateur par Simpson,
et l'on peut s'écrier avec un juste orgueil, que
l'éthérisation et la chloroformisation sont les plus
belles découvertes du dix-neuvième siècle.

A dater de cette époque, quelle révolution dans
le domaine de la chirurgie! Nous avons encore
souvenance de ces terribles ablations de membres, par exemple, pratiquées au milieu des cris
déchirants des patients et des mares de sang.
Les nouvelles générations médicales ne seront
plus témoins de ces drames émouvants, et les
malades soumis au sommeil anesthésique seront
opérés dans l'insensibilité la plus profonde.

Dans beaucoup de pays et dans la Grande-Bre-
tagne en particulier, on se sert du chloroforme
dans les accouchements, pour soustraire la femme
aux douleurs de l'enfantement. En France, on le
réserve pour le cas où l'on prévoit de grandes
souffrances qui pourraient plonger la parturiente
dans une véritable sidération nerveuse, et pour
ceux où la femme ayant déjà beaucoup souffert,
il va falloir encore lui faire subir une opération
très douloureuse.

Ainsi donc la femme, au moment d'accoucher, peut être soustraite à la douleur et privée de mouvements volontaires, tout en gardant son utérus et ses muscles abdominaux contractiles. De plus, les vapeurs anesthésiques semblent gêner le développement des accidents consécutifs, sans doute par cela seul qu'elles ont épargné à la femme des douleurs prolongées et souvent, aussi, d'une violence extrême.

Au mois de septembre 1896, le monde savant a fêté le cinquantenaire d'une des plus brillantes découvertes de notre époque.

La morphine, dont nous avons parlé déjà, cet alcaloïde du pavot, véritable spécifique de la douleur, est surtout administrée aujourd'hui en injections hypodermiques. Arme merveilleuse, quand on sait en user à propos, elle devient meurtrière si l'on en fait un abus. L'hypodermie morphinique, prend malheureusement aujourd'hui des proportions redoutables, contre lesquelles le médecin ne saurait trop réagir. Il n'est pas jusqu'aux Célestes qui ne recourent avec frénésie à l'emploi de la morphine. On sait en effet que dans toute l'étendue de l'Empire Chinois il existe des cabinets publics ou opium shops, où la pipe

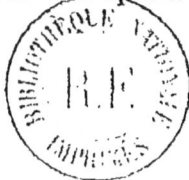

6

en bambou qui servait à fumer le suc du pavot,
est actuellement remplacée en général par l'instrument plus commode de Pravaz, méthode qui
jette le morphinomane dans un profond sommeil
et dans un état de béatitude que ne donnent pas
au même degré les fumées lourdes de l'opium.

Oui, la morphine est la grande consolatrice de
la douleur, et le médecin est tenu aujourd'hui
d'emporter constamment avec lui la seringue de
Pravaz et les granules ou les lentilles si com-
modes et si sûres de cet alcaloïde qui sortent des
laboratoires des pharmaciens Charles et Gustave
Chanteaud.

Voilà un malade brusquement frappé par un
accès d'angine de poitrine que les anciens appe-
laient *angor pectoris* ou l'angoisse du cœur. Il
s'arrête et demeure immobile, comme si une
étreinte invincible allait l'étouffer, accusant une
douleur atroce derrière le sternum. Le médecin
injecte un ou deux centigrammes d'atropo-morphine. Et la crise s'éteint à l'instant même, et
le malade, qui tout à l'heure se sentait mourir,
baise la main bienfaitrice qui lui rend tout à la
fois le calme et l'espérance.

Une toux opiniâtre ébranle votre poitrine, ne

vous laisse ni trève ni sommeil. Rien n'a pu la
calmer. Et bien l'injection de morphine est là,
toujours là, prête à imposer silence à ces quintes
dont le retour vous fait trembler. Et quelques
instants après, tout rentre dans l'ordre et vous
vous endormez dans le repos d'une nuit répara-
trice.

Une femme lavait un jour son linge au bord
d'un ruisseau. Son bébé était à ses côtés. Tout
à coup l'enfant disparaît; la mère l'appelle et
n'entendant plus sa voix, elle court à sa recherche auprès d'une mare d'eau où, dans son affolement, elle croit qu'il est tombé. Elle le retrouve
enfin jouant non loin de là. Mais il s'était produit chez elle une telle révolution sanguine que
son corps, des pieds à la tête, fut envahi par
une éruption exanthémateuse désignée sous le
nom d'urticaire. La malheureuse était en proie
à une chaleur si mordicante qu'elle se roulait à
terre, comme si ses vêtements étaient en feu.
Une injection d'atropo-morphine que nous prati-
quâmes, mit fin à l'instant même à son affreux
tourment. A son réveil, tout avait disparu.

Contre les douleurs cruelles du cancer et les
névralgies fulgurantes, la morphine s'offre encore

en consolatrice et s'attire les bénédictions de celui qui souffre et dont la vie n'est plus qu'un long martyre.

Il règne malheureusement dans le public un préjugé assez difficile à déraciner, c'est que l'injection morphinique est préjudiciable à la santé. Le médecin a souvent de la peine à la faire accepter de la part du malade et se trouve quelquefois dans la nécessité de la présenter sous un nom qui ne puisse éveiller son attention. Son devoir est de lutter contre de pareilles erreurs et de ne pas renoncer à une méthode dont les effets aussi rapides qu'assurés ne retentissent en aucune façon sur l'organisme.

Qu'on n'aille pas croire, comme certains l'avancent, que l'eau pure injectée sous le derme, produit des effets identiques. Zola, dans son *Docteur Pascal*, s'est fait le partisan de cette idée. Il peut arriver, mais en de rares circonstances, que la suggestion joue un certain rôle sur l'esprit du malade. Mais les résultats de notre pratique donnent le démenti le plus formel à une pareille assertion.

Nous avons traité pendant de longues années une hystérique dont les accès spasmodiques cédaient, comme par enchantement, à une piqûre de morphine. Nous avons tenté quelquefois de remplacer cet alcaloïde par de l'eau pure. Mais notre stratagème était reconnu aussitôt, et il nous fallait recommencer.

Nous avons encore le chloral, la chloralose, le trional, le sulfonal, le bromoforme, etc. ; dont les deux premiers sont les plus importants et les plus employés. Chez les enfants dont il faut ménager l'excitabilité nerveuse, le cloral les jette dans un profond sommeil et permet de pratiquer sur eux une foule de petites opérations, comme l'avulsion d'une dent, par exemple.

C'est le roi des hypnotiques et il ne congestionne pas le cerveau. Aussi le médecin sait-il mettre à profit cet agent chaque fois que les circonstances l'exigent. Entre les mains de beaucoup d'accoucheurs, administré à la place du chloroforme, dont il n'a pas les inconvénients et les dangers, il remplace avantageusement celui-ci chez certaines femmes qui, pour des raisons dont nous avons parlé déjà à propos du chloroforme, doivent être soustraites aux terribles douleurs de l'enfantement.

Le Dr Chabaud a trouvé un analgésique souve-

6.

rain, dit-il, auquel il a donné le nom d'euphorine.
Ce précieux agent thérapeutique apparaît comme
le médicament par excellence de la douleur.

N'oublions pas l'antipyrine, que l'on peut considérer comme le véritable spécifique de la téré-
brante céphalalgie de l'influenza. Elle nous vient
de l'Allemagne, qui a pris un brevet pour ce mot,
et qu'en France on a baptisé plus justement d'anal-
gésine, nom qui caractérise beaucoup mieux les
propriétés de ce remède, et que le patriotisme
nous devrait faire adopter.

» Associée à la caféine sous le nom de dolorine,
» elle jouit d'une action physiologique double de
» chaque médicament pris en particulier. C'est un
» produit dont chaque élément, doué déjà de ver-
» tus antinévralgiques et analgésientes, procure
» des résultats sûrs, rapides et complets ».

L'hypnol ou chloral-antipyrine est encore un
hypnotique et un analgésique plus énergique que
le chloral dont il possède les propriétés, sans en
avoir la saveur désagréable.

Il y a aussi l'exalgine qui serait peut-être supérieure à l'antipyrine tout en agissant à doses moitié
moindres ; la cannabine, désignée encore sous le
nom de haschischine, alcaloïde tiré du chanvre

indien ou haschisch, *cannabis indica*, de la famille
des urticacées, puissant sédatif du système nerveux et supérieur à la morphine ; car il ne produit
pas, comme elle, la constipation. Dès le IIIme siècle de notre ère, nous dit le Dr Mora, les Chinois
se servaient du chanvre. Les Arabes lui ont donné
le nom sous lequel nous le désignons aujourd'hui.
C'était à l'aide de cette substance que le Vieux
de la Montagne exaltait l'ardeur et la férocité des
séïdes chargés de ses ordres criminels ; c'est de là
qu'est venu le nom d'assassin.

Mentionnons la boldine, alcaloïde du Boldo qui
a une action ne dépassant pas celle de la cannabine et de la morphine, c'est vrai, mais ayant
l'avantage de respecter les fonctions digestives.

Terminons enfin par la picrine ou plutôt l'acide
picrique que préconise avec un juste enthousiasme
le Dr Thiéry dans la *Gazette des hôpitaux*. C'est
un analgésique souverain contre les douleurs atroces des brûlures. La guérison survient dans des
conditions de rapidité peu habituelles. Cet agent
merveilleux devrait se trouver à bord des navires,
dans les ateliers et toutes les usines à vapeur.

L'anesthésie locale trouve des agents précieux
dans l'éther pulvérisé à l'aide d'appareils parti-

culiers, tels que celui de Richardson et dans le
chloréthyle de Bengué ou le kéléne de Monnet,
(de Lyon), dont le mécanisme ingénieux donne
une température de 30° au-dessous de 0. C'est par
le froid intense que ces corps agissent et comme
anesthésiques et comme analgésiques dans un
grand nombre de petites opérations chez des malades éveillés et mis à l'abri de toute sensation
douloureuse. C'est ainsi que le chirurgien peut
pratiquer à l'avantage de l'opéré, l'extraction d'un
ongle incarné, l'ouverture d'un panaris cruel, la
réduction d'une hernie étranglée, etc. ; ou bien
encore faire disparaître soudainement une névral-
gie superficielle en lançant sur le siège de la douleur, *loco dolenti*, un jet d'éther ou d'autres produits similaires que la chimie découvre tous les
jours.

Mais le plus puissant des anesthésiques, celui
dont les vertus prodigieuses n'ont pas de pareilles
est sans contredit la cocaïne, alcaloïde tiré du coca,
arbrisseau américain dont les feuilles servent de
masticatoire comme aliment d'épargne ou antidé-
perditeur aux Indiens du Mexique, du Pérou et
de la Bolivie.

La cocaïne, ou mieux le chlorhydrate de co-

caïne, abolit la sensibilité de la peau en injections
hypodermiques et anesthésie la cornée et la con-
jonctive d'après les expériences du Dr Kaller, de
Vienne, découverte de premier ordre qui rend les
plus grands services en oculistique.

C'est surtout dans l'opération de la cataracte que
les effets de ce principe actif du coca sont vraiment surprenants. L'œil est un organe tellement
délicat que l'application seule de l'écarteur des
paupières ou ophthalmostal et la fixation du globe
oculaire par la pince fixatrice, causent souvent des
souffrances atroces ; d'où des mouvements involon-
taires du malade qui viennent gêner la main de
l'opérateur.

Mais grâce à la cocaïne qui, indépendamment
de ses vertus anesthésiques, jouit encore d'une
action mydriatique, c'est-à-dire provoquant la di-
latation de la pupille si nécessaire au succès de
l'opération, le chirurgien supprime entièrement
toute douleur.

Rendre la vue au malheureux privé de la joie de
contempler les traits de ceux qui lui sont chers, et
le spectacle oublié de la nature, en lui épargnant
la moindre souffrance, et le faire passer en un
instant d'une profonde nuit à la clarté resplendis-

sante du soleil, n'est-ce pas là encore une des plus brillantes conquêtes de la médecine ?

Ce n'est pas seulement en oculistique que la cocaïne trouve ses applications journalières, mais encore dans toutes les opérations de la bouche, telles que l'extraction des dents, l'amygdalotomie, etc., dans les maladies chirurgicales du nez, de l'oreille, dans l'examen laryngoscopique et les opérations sur le larynx, dans la lithotritie ou l'écrasement des calculs de la vessie ; en un mot dans une foule d'interventions chirurgicales.

S'il est un chirurgien qui manie la cocaïne avec la plus grande habileté, c'est l'homme remarquable dont nous parlions plus haut, le professeur Reclus, qui a donné son nom à la maladie kystique de la mamelle, dite maladie de Reclus. Dans son service, dit le Dr Laveyssière, on n'emploie ni chloroforme, ni éther. Faut-il amputer un membre, ouvrir un ventre, la cocaïne suffit à tout. Cet agent est vraiment l'anesthésique merveilleux que proclame Reclus.

Les applications médicales de la cocaïne ne sont pas moins importantes à signaler, et le domaine de ce remède héroïque ne cesse de s'étendre tous les jours. Qu'il suffise de mentionner, par exemple,

ses heureux effets durant le travail souvent si pénible de la dentition du premier âge. Ce moment
si désiré et tout à la fois si redouté des mères, c'est
l'apparition des quenottes de leurs bébés. Les
larmes et les cris de l'enfant déchirent le cœur
maternel. Mais le badigeonnage des gencives avec
un sirop cocainé calme presque à coup sûr les
tourments du pauvre petit malade.

Et la tristesse qui avait envahi la maisonnée fait
bientôt place à la joie autour de ce berceau adoré.
La première dent vient d'émerger de la gencive
rose !

Avant de terminer cette revue des brillantes
découvertes de la médecine contemporaine, nous
voulons signaler le nom du professeur belge Burg-
graëve, dont la méthode dosimétrique est suivie aujourd'hui par une foule de médecins de tous les
pays. Cette méthode est basée sur le traitement des
maladies par les alcaloïdes, administrés sous forme
de granules, jusqu'à saturation, c'est-à-dire jusqu'à
effet thérapeuthique.

Aujourd'hui, l'alcaloïdothérapie règne en souveraine maîtresse. Le médecin, peu ou prou, devient
forcément dosimètre ; et si les allopathes n'ont pas
encore adopté exclusivement la méthode de Burg-

graëve, c'est qu'on ne rompt pas ainsi brusquement avec son éducation médicale et ses convic-
tions de jeunesse.

C'est au médecin belge que revient la gloire
d'avoir généralisé l'usage des alcaloïdes dont l'emploi faisait reculer autrefois la plupart des pra-
ticiens.

« La dosimétrie est une médecine essentielle-
» ment préventive. C'est l'hippocratisme avec les
» moyens de la science moderne. A ce titre, elle
» mérite d'être étudiée et expérimentée par tous
» les médecins de bonne volonté. »

Quelque grands que soient les Papin et les
Fulton, qui nous ont dévoilé la puissance formi-
dable de la vapeur ; les Galvani, les Volta, les
Ampère, à qui l'univers est redevable des merveilles de l'électricité ; les Daguerre et les Nièpce,
ces créateurs de la photographie, qui nous donne
jusqu'au spectacle émouvant des images du monde
sidéral, comme la lentille nous donne celui du
monde microscopique ; l'américain Edisson qui
nous étonne tous les jours par ses ravissantes
inventions, etc., ils n'atteindront jamais la re-

nommée de tous ces hommes que leurs découvertes dans l'art de guérir et dans l'annihilation de la douleur placent à la tête de l'humanité.

Ces médecins illustres, ces grands bienfaiteurs que les générations médicales vénèreront comme des divinités, et que dans votre sottise ou votre folie vous accusez d'ignorance, de cruauté, de cupidité, ces maîtres, nous venons de les montrer dans toute la majesté de leurs glorieux efforts et de leurs travaux immortels !

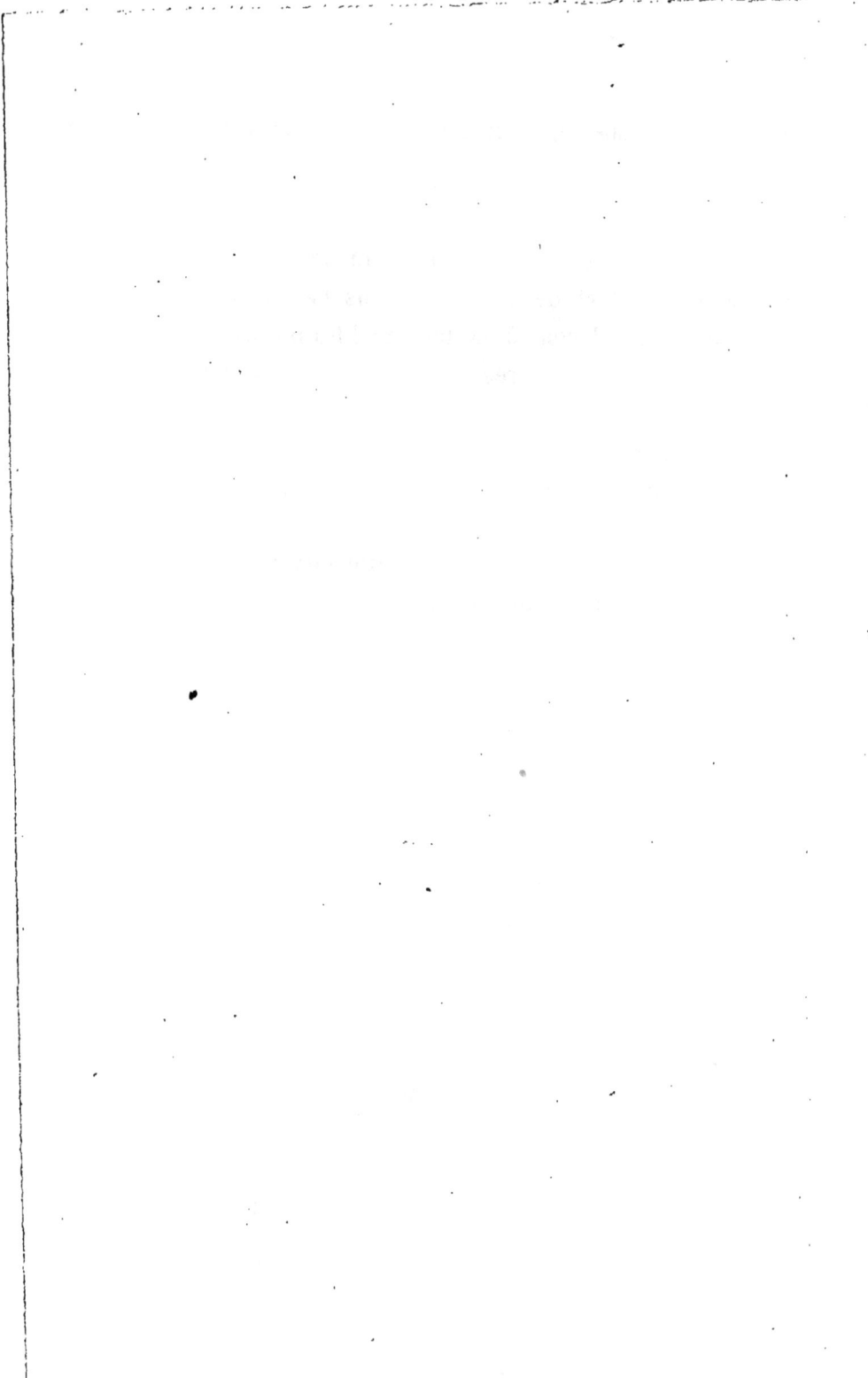

CHAPITRE IV

Nous avons déroulé devant les yeux du lecteur les grandes découvertes que le génie du médecin a pu réaliser pour le bien de l'humanité. Il en est d'autres encore qui, moins importantes sans doute, méritent toutefois d'être recommandées à l'attention générale.

L'ophthalmoscopie qui rend aujourd'hui les plus grands services pour le diagnostic des lésions profondes de l'œil, sert à explorer l'intérieur de cet organe avec l'ophthalmoscope inventé par Helmholtz et perfectionné par Cusco, Liebreich, Follin, Desmarres, Giraud Teulon, Coccius, etc. Cet instrument ingénieux consiste en un petit miroir métallique qui réfléchit dans la profondeur de l'œil la lumière d'une lampe et permet à l'observateur, armé d'une lentille, de reconnaître la moindre lésion des parties constituantes de cet organe.

Là ne s'arrêtent pas les usages de l'ophthalmoscope. Si l'œil peut être malade isolément, assez souvent les troubles de mouvement, de sensibilité, de circulation et de nutrition qu'il présente,
dit Bouchut, sont la conséquence des maladies du
cerveau et de la moelle épinière. On peut donc,
à travers l'œil, voir ce qui se passe dans le cerveau ; et c'est cette méthode nouvelle d'exploration et de diagnostic des maladies de l'encéphale que l'on désigne sous le nom de cérébroscopie.

C'est ainsi, par exemple, que la scrofule se révèle souvent par la présence de tubercules de la
choroïde, et en cas de doute pour le diagnostic
d'une méningite tuberculeuse, ces granulations
permettent d'en affirmer l'existence.

Par l'ophthalmoscopie, on peut souvent faire le
diagnostic de la méningite aiguë d'avec la fièvre typhoïde, de l'hémorragie cérébrale d'avec
le ramollissement, et d'une foule d'autres maladies. On voit d'ici l'importance capitale de la
cérébroscopie par l'emploi de l'ophthalmoscope
et quelles ressources précieuses le médecin trouve
dans cette méthode d'investigation vraiment sur-
prenante.

Une invention non moins remarquable est celle de l'instrument de Czermak qui permet à la vue de pénétrer jusque dans les profondeurs du larynx, de distinguer nettement les diverses parties de cet organe et même, au travers de la glotte largement ouverte, d'entrevoir jusqu'à la bifurcation de la trachée.

Le médecin peut ainsi constater l'existence d'ulcères, de végétation, d'un œdème, d'un corps étranger, d'un rétrécissement du larynx, et porter des poudres, des solutions médicamenteuses, etc., sur les parties malades, et même enlever des polypes implantés sur les cordes vocales.

Pour obtenir l'image de ces organes, on a recours à un petit miroir quadrangulaire fixé à angle obtu à une tige.

Ce miroir est introduit dans la bouche du malade et appliqué contre le voile du palais qui est repoussé en haut.

En même temps on tire à soi la langue prise entre les doigts par dessus une compresse et, à l'aide d'un éclairage bien fait, on voit se réfléter dans le miroir l'image des cordes vocales, etc.

Delabordette a imaginé un spéculum à deux

valves dont la supérieure est munie d'un miroir laryngoscopique.

Avant l'apparition du laryngoscope, il était impossible de remédier à certaines affections cachées de la gorge. Aujourd'hui, la médecine, mieux armée, peut guérir ces mêmes maladies, réputées jusqu'alors incurables.

On doit à Desormeaux un appareil d'éclairage qu'il a nommé endoscope (voir en dedans) pour examiner les conduits étroits et les cavités profondes. Appliqué à l'examen de la vessie et de l'urèthre, l'endoscope ou cytoscope permet de distinguer des calculs vésicaux ou pierres. Il sert aussi à voir ce qui se passe dans le rectum. Langlebert a modifié l'instrument de Desormeaux.

On est parvenu aussi à étudier l'intérieur de l'œsophage avec l'aide d'un instrument appelé œsophagoscope dont un des plus récents en forme de tube articulé et éclairé au moyen d'un miroir concave ou d'une lampe électrique est dû au docteur Stærk, médecin autrichien.

L'endoscopie est complétée de nos jours par la découverte du professeur Rœntgen qui a publié un mémoire intitulé « Sur une nouvelle sorte de rayons: » Le monde scientifique s'occupe avec

une ardeur fiévreuse de cet admirable phénomène. De là est venue la photographie des corps
opaques ou radiographie. L'imagination se trouve
confondue devant cette méthode d'investigation
qui bouleverse de fond en comble les idées qu'on
avait jusqu'à présent sur l'opacité ou l'impénétra-
bilité lumineuse des corps.

La médecine, disons le mot en sa faveur,
âpre à saisir tout ce qui peut agrandir son domaine, s'est hâtée de se livrer à des recherches
dont les résultats tiennent du prodige. A l'aide
des rayons X ou de Rœntgen, on a reconnu dans
la région lombo-dorsale de la colonne vertébrale
la présence d'un fragment de lame de couteau
déterminant la paralysie des membres; d'une balle
dans l'épaisseur d'un bras et même dans la boîte
cranienne, d'une aiguille perdue dans la main
d'un enfant, etc.

On peut se rendre aussi compte de l'existence
et de la position d'un séquestre osseux et certaines
altérations des os. M. Lannelongue a photographié un fémur atteint d'ostéomyélite qui montre
que la destruction se fait du centre à la péri-
phérie. MM. Pinard et Varnier ont photographié
un fœtus à travers les parois de l'utérus.

On a pu reconnaître aussi la présence dans
l'œsophage, d'une pièce de cinq centimes avalée
par mégarde, par un tout jeune enfant. Ce n'est
qu'au bout de deux semaines environ que le malade accusa une vive douleur et une difficulté
extrême de la déglutition. Tous les moyens employés pour provoquer l'expulsion de cette mon-
naie furent sans résultat. On put croire un moment que le corps étranger avait fini par tomber dans l'estomac. Mais comme la douleur au
côté du cou persistait et allait en augmentant,
l'enfant fut soumis aux rayons de Rœntgen qui
démontrèrent la présence de la pièce de cinq
centimes. Péan recourut immédiatement à l'œso-
phagotomie externe. Arrivé sur l'œsophage, au
lieu de l'ouvrir, il exerça une pression de bas
en haut. Le sou remonta et il fut possible de le
saisir par le pharynx avec une pince de Collin.

L'application des rayons de Rœntgen rend aujourd'hui les plus grands services pour l'établis-
sement du diagnostic jusqu'ici hésitant d'affection
d'organes thoraciques. C'est ainsi qu'en Autriche
à la clinique de Vienne, on a pu constater l'existence de symptômes cavitaires que l'auscultation
et la percussion sont venues confirmer. M. Was-

sermann espère que l'éclairage du thorax par les rayons de Rœntgen fera reconnaître des cavernes centrales ou des abcès pulmonaires à localisation insolite et où les moyens ordinaires ne permettent pas d'en faire le diagnostic. Dans un cas d'anévrysme de l'aorte thoracique, qu'un examen sévère n'avait pu découvrir, la maladie fut facilement constatée et l'anévrysme put être vu dans toute son étendue.

Donc on perçoit l'aorte et l'anévrysme par la radiographie avec tous les détails dans la profondeur du thorax, avec autant de netteté que si l'on avait ces organes directement sous la main et sous les yeux.

M. Brouardel a fait une communication des plus intéressantes au point de vue de la médecine légale. Il a fait photographier par ses élèves un engin explosif à travers une boîte en fer-blanc. On voit tout de suite les services immenses que les rayons de Rœntgen peuvent rendre à la justice criminelle.

Il est difficile de prévoir ce que la photographie à travers les corps opaques réserve à notre étonnement. Mais on peut affirmer que la médecine et la chirurgie sauront en tirer des effets

7.

merveilleux et que rien ne se dérobera à l'avenir à l'œil investigateur et insatiable du médecin.

Laënnec, dont on voit l'imposante statue à Quimper, sa ville natale, a imaginé le stéthoscope, petit tube en bois qui lui permit d'apprécier la nature des différents bruits qui se font entendre dans la poitrine. Par l'auscultation, mot introduit dans le langage médicale par Buisson, par l'auscultation, disons-nous, dont Laënnec a su faire le plus heureux emploi, on peut non seulement diagnostiquer toutes les maladies des organes contenus dans la poitrine, mais encore apprécier le souffle placentaire, signe de grossesse ou de tumeur dans le ventre, les battements du cœur du fœtus, preuve que l'enfant est en vie; enfin le souffle dans les carotides, signe ou de chlorose, ou d'anévrysme, ou d'insuffisance des valvules du cœur, etc.

La stéthoscopie est complétée par la percussion qui a été indiquée par Avembruger. La percussion ou plessimétrie, si bien étudiée par Piorry, est un procédé d'examen des différents organes, à l'aide duquel on arrive à reconnaître l'existence anormale de corps solides, liquides ou gazeux là où ils ne devraient pas se trouver.

Une nouvelle méthode appelée elle aussi à un brillant avenir, est la phonendoscopie que vient de signaler M. Charles Comte à la Société de biologie. Le phonendoscope, ingénieux appareil du Dr Bianchi, de Palerme, rapporte le *Correspondant médical*, est un stéthoscope amplificateur. Toute solution de continuité dans un même organe ou même tout changement de consistance de ses parties, fait varier l'intensité des vibrations perçues par l'oreille et produites par le frottement du doigt sur la région lésée. C'est ainsi que le phonendoscope peut servir à la recherche exacte d'une fracture, à la délimitation mathématique d'une tumeur ou d'une collection liquide. Il est pour l'oreille ce que la loupe est pour l'œil, comme le dit si exactement le Dr Terrond.

On pressent que cet instrumeet peut devenir en physiologie, en médecine et en chirurgie, un auxiliaire des plus précieux.

La sphygmographie est encore une méthode d'observation dans laquelle on se sert d'un appareil spécial pour tracer l'ondulation du pouls sur le papier. De tous les instruments inventés depuis Santorius (le pulsiloge ou sphygmomètre) et Hérisson, le plus ingénieux est, sans contredit, le sphygmographe de Viérordt, et surtout celui de Marey qui se compose d'un levier d'une extrême légèreté qui déprime l'artère au moyen d'un ressort élastique. Le mouvement se transmet au levier muni d'une plume qui inscrit les oscillations sur un cylindre tournant. Il résulte de ce mouvement, des courbes dont le nombre correspond à celui du pouls et dont la forme correspond, elle aussi, à des types très nombreux dont plusieurs caractérisent nettement des maladies du cœur ou des vaisseaux « Littré et Ch. Robin ».

Le sphygmographe écrit aissi la fréquence du pouls, sa force, ses irrégularités, ses intermittences, etc.; et c'est dire tous les services qu'il peut rendre au diagnostic.

M. Marrey a fait plus encore. Il a créé le myographe, nous dit le Dr Laveyssière dans ses biographies, instrument précieux notamment dans les maladies nerveuses, et plus tard le chronophotographe qui permet de faire ce que l'œil est incapable de voir, c'est-à-dire les mouvements des poissons, des reptiles, des quadrupèdes, des oiseaux et même des insectes. De cette étude partira un jour la solution d'un problème longtemps désirée, l aviation, c'est-à-dire la possession des espaces aériens.

On voudra bien avouer que tous ces moyens d'investigation de date moderne sont des ressources précieuses dont la médecine dispose et qui contribuent grandement à élargir le champ de ses connaissances dans l'art du diagnostic et à en mieux assurer la thérapeutique.

On peut se trouver en présence d'une hémorragie telle que le sujet est voué à une mort inévitable. N'est-ce pas un spectacle émouvant que l'intervention miraculeuse du médecin qui a le temps encore d'introduire du sang vivant, pris sur un homme sain, dans les veines d'un malade exsangue, c'est-à-dire arrivé à cet état que l'on appelle l'agonie hémorragique, C'est cette opération qui a été désignée sous le nom de transfusion et qu'on ne doit faire qu'avec le sang d'un être de même espèce, car le sang des animaux est dans ce cas-ci un poison pour l'homme et même pour l'animal d'espèce différente.

Aujourd'hui la transfusion se pratique en adoptant l'appareil et le procédé de Bélina. Mais le Dr J. Roussel, de Genève, l'a remplacé avantageusement « par son transfuseur direct qui lui a per-

» mis de faire plus de deux cents transfusions dont
» les plus belles eurent pour raison des hémor-
» ragies puerpérales très graves. Il faut recon-
» naître l'admirable puissance de la transfusion
» du sang vivant, soit comme quantitative après
» des pertes de sang profuses, soit comme qua-
» litative contre la dyscrasie de l'anémie chroni-
» que. »

Au XVᵉ siècle, il est vrai qu'à cette époque la
transfusion était pratiquée d'une façon grossière,
un médecin juif, pour sauver le pape Innocent VII,
fit cette opération sur ce vieux et débile pontife
avec le sang d'un jeune homme ; l'expérience
coûta la vie de trois personnes ; le pape ne fut point
sauvé.

Le corps humain contient environ cinq litres de
sang. Que l'on sache bien qu'une perte sanguine
de deux litres entraîne presque fatalement la mort,
si le médecin n'a pas le temps de recourir à la
transfusion. Donc, hors de la transfusion pas de
salut.

Il n'y a aucune médication au monde qui puisse
remplacer cette opération. Disons toutefois, quoique d'une importance moindre, que les injections
intra-veineuses ou sous cutanées de sérum artifi-

ciel, jouissent aujourd'hui d'une vogue justement méritée.

Nous ne parlerons pas du magnétisme animal .et du somnambulisme magnétique qui ont pu donner lieu à des guérisons en raison de l'insensibilité qu'ils peuvent produire quelquefois et permettraient de faire certaines opérations chirurgicales. La médecine possède aujourd'hui des moyens bien autrement sûrs.

Mais qui sait, comme le dit le Dr Narkieviez Iodko, de Saint-Pétersbourg, dans la conférence qu'il est venu faire récemment à Paris, si le XXᵉ siècle ne sera pas celui de l'éther, du magnétisme et autres forces de la nature dont on soupçonne à peine l'existence, comme le XIXᵉ est appelé à juste titre le siècle de la vapeur et de l'électricité. Le corps humain dégage des effluves magnétiques. Or à l'aide de son procédé électrique, M. Iodko obtient, chose merveilleuse, sans objectif, la photographie de ces effluves et fait passer devant les assistants une cinquantaine d'épreuves tirées surtout des mains dont les radiations magnétiques sont très apparentes sur le papier.

Il est certain que des travaux de ce savant va surgir une nouvelle science pleine de promesses et féconde en résultats pratiques pour le traitement de certaines maladies justiciables de l'électrothérapie.

Pourquoi ne dirions-nous pas un mot de l'hypnotisme et de la suggestion, mais de l'hypnotisme réellement scientifique qui, surtout depuis les travaux et les expériences de Braid, de Charcot à la Salpêtrière, de Dumontpallier à la Pitié, de Liébeault, de Nancy, etc., joue un rôle considérable en médecine morale et légale. Cette nouvelle branche d'études qui a reçu le nom de psychothérapie, a donné naissance à la formation de deux écoles, l'école de Paris et celle de Nancy.

Pour l'école de Paris (Conférence du Dr Bérillon recueillie par le Dr Crouigneau), l'étiologie, le mode de production de l'hypnotisme peut être de deux ordres, d'ordre physique ou d'ordre psychique suggestif. Le tic-tac d'une montre, la vue d'un objet brillant peuvent déterminer le sommeil hypnotique. L'idée du sommeil, que cette idée vienne du sujet lui-même ou qu'elle lui soit suggérée par un étranger, peut suffire pour produire l'hypnose.

Les observations des représentants les plus autorisés de l'école de Paris s'appliquaient aux manifestations de la grande hystérie, qu'on a désignée assez justement sous le nom de grand hypnotisme.

Depuis lors, l'école de Nancy, en l'étendant à un grand nombre de sujets qui ne présentent aucun des stigmates de l'hystérie et surtout en faisant ressortir le rôle prépondérant de la suggestion dans la production des phénomènes somnambuliques, a forcé d'élargir les bases de la méthode par l'adjonction de nouveaux préceptes. D'après elle, l'état hypnotique n'est pas une névrose. La suggestion a une action évidente sur les vaso moteurs. Il faut donc admettre que dans l'hypnose, le cerveau commande au système nerveux de la vie végétative. N'a-t-on pas accepté de tout temps qu'il existe des malades imaginaires ? N'est-ce pas dire que l'imagination crée des maladies, caractérisées du reste par des troubles semblables aux maladies déterminées par d'autres causes ?

On a discuté la valeur thérapeutique de l'hypnotisme ; il faut attribuer les insuccès que donne parfois cette méthode à l'abus qu'on en a fait, et souvent même à l'inhabileté et à l'inexpérience de l'opérateur.

Mais quel est le traitement qui ne compte pas d'insuccès ?

Depuis Braid, qui hypnotisait ses sujets par la

fixation prolongée d'un objet brillant, de nombreux procédés d'hypnotisation ont tour à tour été préconisés.

Mais l'expérience a appris que les meilleurs étaient ceux qui reposaient sur l'emploi de la suggestion, c'est-à-dire sur l'influence de la persuasion.

Le temps le plus important de l'opération consiste certainement à déterminer le sujet à se soumettre avec docilité à la tentative d'hypnotisation. Le meilleur argument pour le décider réside surtout dans la perspective d'obtenir un soulagement à des maux que d'autres médications se sont jusqu'alors montrées impuissantes à guérir.

C'est surtout dans le traitement de l'hystérie que la suggestion hypnotique donne les résultats les plus favorables.

Il est évident que les hystériques abandonnés à eux-mêmes se déséquilibrent de plus en plus. Suggestionnés dans le sens de la résistance aux impulsions qui viennent les assaillir, ils ne tarderont pas à présenter d'heureuses modifications dans leur manière d'être.

La neurasthénie, cette maladie contemporaine, résultat de la vie à outrance que mènent les hommes d'aujourd'hui, est aussi justiciable de la suggestion hypnotique. La chorée peut être amendée par la même méthode. Cette névrose que le public désigne sous le nom de danse de Saint-Guy, disparaît pendant le sommeil normal, comme tout le monde le sait. Dès lors, l'hypnotisme peut, dans bien des cas, amener la guérison de cette maladie qui fait souvent la désolation des familles.

Bien d'autres troubles mentaux seront améliorés par la suggestion, tels que l'agoraphobie, névrose étrange qui donne la peur des espaces et fait croire au malade qu'une place publique est un immense abîme dans lequel il va s'engloutir; la dipsomanie qui conduit fatalement au *delirium tremens* ou la folie des ivrognes; la manie du suicide, etc.

Les mêmes moyens sont applicables à la pédiatrie, c'est-à-dire à certaines affections du système nerveux, si fréquents chez les enfants. Dans le traitement de l'incontinence nocturne d'urine, il ne faut pas se borner à suggérer à l'enfant qu'il n'urinera plus au lit. On n'arrivera généralement à ce résultat qu'à la condition de lui suggérer de se réveiller chaque fois qu'il aura envie d'uriner et de se retenir jusqu'à ce qu'il ait pu satisfaire son besoin. Les mêmes moyens peuvent être aussi dirigés contre certaines habitudes vicieuses, contre les instincts pervers, tels que l'habitude du mensonge irrésistible, la kleptomanie ou la manie du vol, etc.

Nous ne citerons que pour mémoire le transfert des maladies, l'action des médicaments à distance... systèmes étranges qui n'ont pas reçu l'accueil qu'en espéraient leurs auteurs.

L'hydrothérapie, si justement appréciée de nos jours, à cause des succès inespérés qu'on peut attendre d'elle, est une méthode particulièrement applicable aux maladies chroniques. On lui doit des cures véritablement miraculeuses. L'organisation des établissements hydrothérapiques présente, à l'œil étonné, un mécanisme aussi simple que remarquable au moyen duquel on peut donner à cette méthode la façon la mieux appropriée à la nature de la maladie.

Elle est souvent l'*ultima ratio* de la médecine lorsque l'homme de l'art, en face d'une affection rebelle, a épuisé toutes les ressources de la thérapeutique.

Les bains froids, depuis que Brand a fait connaître sa méthode, mise en pratique aujourd'hui par beaucoup de médecins, sont fréquemment employés dans les fièvres éruptives et plus particulièrement contre la fièvre typhoïde. En effet, dans ces affec-

tions où la température du sang dépasse souvent
41°, le but du médecin est d'amener une prompte
et salutaire défervescence. Or, Brand avait recours,
avec un plein succès aux bains froids répétés qui
faisaient descendre le thermomètre de un à plusieurs degrés, provoquaient une détente favorable
et calmaient le délire. Mais il faut reconnaître que
ce traitement, si facile à appliquer dans un hôpital,
rencontre une vive résistance dans les familles, soit à
cause des difficultés de son application, soit à cause
de l'effroi que les préjugés font naître dans l'esprit
des parents.

Les eaux minérales sont si variées, si nombreuses dans notre beau pays de France et situées dans
de si riches et pittoresques régions, qu'il est anti-
patriotique et pour ainsi dire criminel de nous rendre tributaires de l'étranger et surtout de l'Allemagne.

Si les propriétés bienfaisantes des eaux minérales
étaient connues dès la plus haute antiquité, ce
n'était que d'une façon empirique qu'elles étaient
mises à contribution. Mais aujourd'hui que la
science a arraché à la nature le secret de leur composition, c'est-à-dire que l'analyse chimique nous a
révélé les éléments qui les constituent, nous sa-

vons utiliser leurs admirables vertus. Et l'on doit remercier la médecine qui a enrichi l'humanité d'une méthode qui fait affluer de tous les points du monde vers les stations hydrothérapiques, la foule interminable des désespérés.

L'électrothérapie nous rend des services non moins importants. L'électricité qui a immortalisé les Galvani, les Volta, les Faraday, les Ampères, etc., dont les noms ont servi à créer des dénominations pour les différents modes de manifestation de cet agent, telles que galvanisme, voltaïsme, faradisation et leurs dérivés, est une science qui a fait, dans l'espace de moins d'un siècle, les plus gigantiques et les plus rapides progrès que l'on puisse imaginer et qui nous réserve les surprises les plus inattendues.

Mise au service de la médecine, l'électrothérapie joue à notre époque un rôle prépondérant. Au point de vue de ses applications chirurgicales et médicales, il faut signaler la galvano-caustique thermique et chimique qui permet de remplacer le fer rouge et de pratiquer des opérations non sanglantes, telles que l'amputation, par exemple, du col utérin cancéreux, la cautérisation d'une plaie fistuleuse, la destruction de certains rétrécissements, la coagulation du sang dans les sacs anévrysmaux et dans les veines variqueuses, etc. On recourt très fréquemment aussi à l'électrothérapie dans les paralysies, dans l'obstruction, l'étranglement et l'invagination intestinaux, les hernies...

Si l'on combine l'électrothérapie à l'hydrothérapie, ces deux méthodes se complètent et deviennent une ressource suprême pour les maladies qui n'ont pu guérir ni par l'une ni par l'autre employée isolément.

Nombreux sont les appareils Volta-faradiques ou électro-magnétiques, véritables petites merveilles qu'on s'ingénie tous les jours à fabriquer pour leur application à l'art de guérir. Tels sont ceux de Ruhmkorff, de la Rive, de Legendre et Morin, de Gaiffe, de Breton frères, la trousse électro-médicale de Trouvé, destinée à révéler la présence et la profondeur d'une balle dans une plaie...

Rappelons, avant de quitter ce sujet, le nom d'un savant médecin, Duchenne, de Boulogne, dont les travaux remarquables en électrothérapie ont donné à cette science une importance de premier ordre.

Nous ne reviendrons pas sur ce que nous avons

dit plus haut de l'électrothérapie proposée par d'Arsonval contre les toxines des maladies infectieuses.

Une autre méthode qui a certaines affinités avec la précédente, c'est la métallothérapie préconisée avec une insistance opiniâtre par Burcq qui a attaché son nom à ce mode de traitement. Cette méthode consiste dans l'application extérieure de plaques de cuivre, de fer, d'acier, de zinc, d'aimant, d'or... Les partisans de la métallothérapie comptent, disent-ils, des succès remarquables dans certaines névroses et particulièrement contre l'anesthésie hystérique. Mais il nous semble, malgré les efforts et les succès de Burcq, que ce procédé s'adresse plutôt à l'imagination des malades qu'à la maladie elle-même.

La science médicale ne se contente pas de lutter contre les maladies, de les atténuer ou de les prévenir, elle veut aussi être artistique quand elle est appelée à corriger certaines infirmités congénitales ou acquises qui, bien qu'elles ne portent généralement aucune atteinte à la santé, nuisent toutefois au fonctionnement physiologique de quelques organes et laissent exposés au ridicule injuste et parfois à la répulsion de leurs semblables, les malheureux qui en sont atteints.

Rendre au corps sa beauté plastique, c'est-à-dire la correction et l'harmonie de ses formes et de ses mouvements, tel est le but que la chirurgie artistique poursuit avec le plus brillant succès.

C'est ainsi que l'orthopédie remédie avec tant d'habileté aux déviations des membres et du tronc, qu'un traitement chirurgical guérit aujourd'hui ces pénibles claudications appelées luxations congénitales de la hanche, après que tous les traitements ont échoué; que l'autoplastie peut réparer la perte si disgracieuse d'une partie de la face, reconstituer un nez, par exemple, qu'une cause quelconque a détruit, que la strabotomie arrête le strabisme convergent ou divergent, vice de naissance désigné sous le nom de loucherie chez les sujets dont les yeux n'ont pas la même direction et qui laisse à l'expression de la figure ce vague caractéristique du regard indirect: que la gymnastique pectorale, laryngée, gutturale et buccale, instituée par Chervin, etc., et destinée à rhythmer la parole, fait cesser le psellisme vulgairement appelé bégayement; que l'instrument

8

tranchant fera disparaître cette sorte de solution de continuité en forme de V simple ou double de la lèvre supérieure, qui laisse constamment les dents à découvert et donne à la figure le masque étrange d'une bouche de lièvre; que la prothèse remplace, par une préparation artificielle, un organe qui a été enlevé en totalité ou en partie, cache une difformité, oblitère une perforation de la voûte palatine, supplée à l'ablation de l'une ou de l'autre mâchoire que le chirurgien s'est vu dans la suprême nécessité de réséquer, vient en aide à la marche et à la préhension des objets au moyen d'appareils vraiment ingénieux qui rendent moins pénible la privation des membres, et permettent l'exercice d'un certain nombre de fonctions qui font la vie supportable.

A la suite de la perte de la jambe ou de la cuisse, par exemple, on voit rarement aujourd'hui ce membre séparé du corps, remplacé par la modeste jambe de bois ou pilon de nos pères. On applique maintenant des membres artificiels dont les mouvements sont d'autant plus faciles, qu'il reste un tronçon, membres artificiels mécaniques pourvus d'une main qui se ferme, s'ouvre à volonté et permet de tenir une fourchette, une plume à écrire, etc.

Lorsque l'œil a été extrait de son orbite à la suite d'un traumatisme ou d'une affection grave, laissant sur la face du sujet un vide si vilain et si pénible pour la femme en particulier, la prothèse oculaire n'est-elle pas une ressource précieuse pour la coquetterie en permettant l'application d'un œil d'émail mobile qui rétablit la correction et la beauté du visage et donne l'illusion de la réalité ?

Et la prothèse dentaire dont l'art est aujourd'hui poussé à ses dernières limites, n'est-elle pas aussi un bienfait inappréciable pour ceux qu'une cruelle destruction dentaire a défigurés pour jamais? Quoi de plus hideux que la bouche dégarnie d'une jeune personne qui laisse voir, dans un sourire, des trouées affreuses ou des dents noircies par la carie impitoyable et exhalant parfois une odeur fétide et repoussante ! Quel supplice pour cette beauté qu'une infirmité pareille rend souffrante et malheureuse ! Mais l'odontechnie ou l'art dentaire vient la consoler et réparer le réparable outrage que le mal a fait à la mâchoire.

Depuis l'introduction du caoutchouc et de la gutta-percha dans l'industrie moderne, la médecine

a su tirer de ces produits venus des régions inter-
tropicales, des appareils de toute espèce dont
l'usage est devenu journalier. Grâce à ces sortes
de gommes, on est arrivé à confectionner des
bandes compressives et des cylindres auxquels
Esmarch a donné son nom et qui produisent l'is-
chémie complète d'un membre à amputer, c'est-
à-dire qui préviennent toute perte de sang ; de petits tubes ou drains criblés de trous et imaginés par
Chassaignac pour le drainage chirurgical, procédé
de traitement des abcès, des plaies, qui a remplacé
très heureusement le séton d'antique mémoire ;
des bandages d'une commodité et d'une utilité sans
pareilles, destinés aux personnes atteintes d'anus
artificiel, d'incontinence d'urine ou de matières
fécales, infirmités des plus hideuses qui jettent
les malheureux dans un morne désespoir ; des
sondes molles qui rendent aujourd'hui de si grands
services dans certaines affections des voies urinaires, etc.

Nous nous arrêtons là, car nous n'en finirions
pas s'il fallait énumérer tous les objets ingénieux
et si utiles que la chirurgie emprunte à cette précieuse matière.

Pénétrez un instant dans un arsenal de chirurgie. Mais remettez-vous bien vite de l'effroi qu'à pu faire naître en vous l'étalage de tous ces instruments dont l'usage est de guérir, à l'inverse de ces engins formidables créés pour la destruction et la mort, et que l'art de la guerre est si fier d'exposer à vos regards. Là, sous ces vitrines, brillent de tout l'éclat des différents métaux qui les composent, des outils dont le nombre, la variété et la forme étrange éblouissent la vue. Arrêtez-vous devant le compartiment des instruments destinés aux opérations qui se pratiquent sur les yeux. La série en est longue. On dirait de vrais jouets d'enfants, tant la structure en est délicate et élégante. Puis, passez brusquement à ceux que la chirurgie met en jeu quand il s'agit d'un cas de dystocie ou d'accouchement laborieux, c'est à-dire s'écartant des lois naturelles, tels que les forceps et leviers, les céphalotribes, les crâniotomes, les perce-crânes, les embryotomes et tant d'autres, que de célèbres accoucheurs ont inventés pour sauver la mère et l'enfant ou tout au moins la mère, si le sacrifice de l'enfant le commande ; ceux qui servent aux amputations, aux résections osseuses, aux trépanations, tels que couteaux de toutes dimensions, scies, rugines, cisailles, gouges, trépans

avec leurs nombreuses couronnes ; ceux que né-
cessite la présence dans les voies urinaires de corps
étrangers, particulièrement de calculs ou pierres,
depuis un moyen volume jusqu'à celui d'un œuf
de poule, tels que les brise-pierres ou lithoclastes
de Leroy, de Civiale, d'Heurteloup, de Guyon, de
Thompson, de Voillemier, de Sigalas, et de tant
d'autres chirurgiens renommés.

Tous ces outils d'aspect terrible par leur forme
et leur volume sont bien faits, il faut l'avouer,
pour donner le frisson aux personnes étrangères
à la médecine.

Mais votre émotion se calmera bien vite si vous
voulez considérer que tous ces instruments, si redoutables en apparence, ont été imaginés pour vous
rendre la vie et vous délivrer de la cause de vos
maux. N'est-il pas consolant en effet de savoir que
le chirurgien habile va, par exemple, sans opération sanglante, briser en pleine vessie ce calcul,
sujet de tant de tortures physiques et d'appré-
hensions morales pour l'avenir, cette pierre dont
le volume augmente de jour en jour en couches
concentriques, comme une véritable stalactite.
Vous sortirez alors de cette enceinte avec cette
pensée réconfortante que la médecine veille sur

vous et accroît sans cesse ses moyens de guérisons.
Et vous vous inclinerez devant ces hommes illustres, souverains maîtres de votre vie, sans oublier
le nom des Charrière, des Mathieu, des Colins, etc.,
lignée de fabricants renommés dont l'esprit in-
ventif vient en aide aux maîtres de la science chirurgicale.

CHAPITRE V

Il est indiscutable que, grâce aux prodiges accomplis par la médecine, la mortalité a baissé
et que l'homme, mieux abrité contre les maladies,
est assuré de vivre plus longtemps qu'autrefois.
D'où cette conclusion consolante, malgré les cris
d'alarme qui retentissent parfois à nos oreilles,
que la population a des tendances à s'accroître
d'une façon de plus en plus sensible.

Pour se convaincre de cette vérité. il suffit de
consulter les décades mortuaires, et l'on consta-
tera la diminution rapide des maladies zymoti-
ques ou infectieuses, telles que les fièvres éruptives, la diphtérie, etc.

Tout le monde sait que la fièvre typhoïde,
entre autres, sévissait il n'y a pas de longues
années encore, dans les grandes agglomérations
humaines et faisait des ravages affreux. Mais aujourd'hui que la cause de cette maladie est bien

connue et que, grâce au professeur Chantemesse, qui a su différencier le bacille d'Eberth-Gafky du bactérium coli, le microscope décèle la présence de ce bacille dans les eaux impures, on peut dire que la dothiénentérie recule à grands pas. Car il suffit, pour la voir disparaître aussitôt, de pourvoir les villes d'eau de source canalisée. C'est un fait admis aujourd'hui que cette affection se contracte et se propage par les eaux. Et l'on doit cette conquête à la bactériologie, science qui nous dévoile l'existence de ces infiniment petits agents, de ces micro-organismes dont les maladies infectieuses sont la conséquence fatale.

Il y a à peine une dizaine d'années, la fièvre typhoïde emportait près de 25.000 personnes par an. En temps de paix seulement elle tuait un soldat sur 335 hommes. Il faut que les municipalités, les préfets et le gouvernement assurent la salubrité publique des agglomérations contre les dangers qui résultent de l'usage d'une eau polluée.

Une preuve éclatante entre mille de la propagation de la fièvre typhoïde par l'eau, c'est-à-dire de son origine hydrique, est l'exemple suivant que nous empruntons à la *Revue scientifique.*

Une violente épidémie sévissait à Beyrouth, il n'y a pas longtemps. Le nombre des sujets atteints s'élevait à 7,000 habitants environ dans l'espace de quelques jours. Pendant l'été, de nombreux cas avaient été observés dans certains villages situés sur les collines riveraines du fleuve du Chien, qui alimente la grande ville. Or, le 10 octobre, un orage d'une violence inouïe s'abattit sur Beyrouth et ses environs. Des montagnes voisines, se précipitaient d'énormes masses d'eau charriant vers le fleuve des détritus enlevés aux terres ravinées.

Les matières fécales simplement déposés sur le sol, comme la chose se passe habituellement dans les pays orientaux, furent entraînées et, avec elles, les germes de la fièvre typhoïde. Dix jours après, l'épidémie éclatait à Beyrouth de tous les côtés à la fois. Un médecin français fut une des premières victimes.

Paris, dont les eaux potables sont insuffisantes pour son immense population, a formé le projet de compléter son système d'alimentation par l'adduction des eaux du lac Léman, qui, prises à 40 mètres de profondeur, jouissent de la plus grande pureté. Depuis que Genève emploie l'eau

de son lac pour son usage, elle a vu disparaître complètement la fièvre typhoïde.

Lorque l'homme, surtout dans les grands centres, aura à sa disposition de l'eau vierge de toute
contamination, la fièvre typhoïde aura disparu
pour toujours, et son nom dans les temps futurs
ne sera plus qu'un vague souvenir.

Si de la mortalité en général nous passons à
celle de l'enfance, il nous est facile aussi de
constater les progrès immenses accomplis depuis
la loi Roussel. Le médecin et sénateur de ce
nom est, chacun le sait, le promoteur de la loi
de 1874 sur la protection des enfants du premier
âge, le véritable fondateur des sociétés protectri-
ces de l'enfance. En décembre 1896, a été fêté,
en pleine Sorbonne et en présence de ce véné-
rable bienfaiteur, un jubilé solennel pour rappeler le souvenir de la date « de la plus géné-
» reuse et la plus prévoyante des lois. »

Grâce à la crèche que Mme Furtado-Heine a
fondée à Paris, une foule de nouveau-nés abandonnés, trouve dans cette maison, les soins que
réclame leur âge.

La France entière pleure la mort de cette
grande bienfaitrice que le gouvernement avait

récompensée en la nommant officier de la Légion d'honneur.

La *Mutualité maternelle* est une nouvelle société qui a pour mission de protéger la femme et l'enfant déshérités de la fortune et de diminuer par conséquent les effets désastreux de la dépopulation.

Il existe dans certains hôpitaux des salles-couveuses où les enfants nés frêles ou avant terme sont soumis, dans des appareils ingénieux, à une température et à un régime lacté conformes à leur âge.

Il a été créé en outre des établissements spéciaux désignés sous le nom de Refuges ou Asiles pour les femmes enceintes. Le professseur Pinard a comparé les enfants des femmes venant accoucher dans son service directement, c'est-à-dire ayant pour la plupart continué à travailler et à se surmener, avec les enfants des femmes reposées et soignées soit aux Refuges, soit au Dortoir. Il a constaté que 500 femmes ayant travaillé jusqu'au moment de leur accouchement ont donné un poids moyen de 3100 grammes par enfant, tandis que 500 femmes n'ayant séjourné que 10 à 15 jours aux Refuges ont donné un poids moyen supérieur, celui de

9

3290 grammes, et que 500 autres, ayant séjourné davantage au Dortoir de la clinique Baudelocque, ont donné le poids moyen de 3366 grammes par enfant !

On ne pourrait méconnaître l'éloquence de ces chiffres. Le Dr Pinard termine sa communication à l'Académie de médecine en proposant de tout tenter pour que la période d'incubation humaine ne soit pas troublée, pour que le développement de l'enfant soit aussi parfait et aussi complet que possible.

M. Lagneau, à son tour, déclare que la privation des soins maternels accroît la mortalité de l'enfance. Pour lui, il importerait : 1° de multiplier tous les moyens qui permettraient à des mères, de plus en plus nombreuses, de conserver près d'elles leurs enfants ; 2° d'étendre à des enfants de plus en plus nombreux, l'application encore incomplète de la loi pour la protection des enfants du premier âge.

Dans ses recherches sur la natalité, M. Lagneau constate qu'il y a en France, annuellement, 75 à 95.000 enfants orphelins ou abandonnés par leurs mères. Sur ce chiffre, on compte 68 0/0 de décès avant la vingtième année. A Paris, 5000 mères font élever leurs enfants par autant de nourrices sur lieu qui, naturellement, abandonnent leurs propres enfants. Or ceux-ci, du fait de leur abandon, subissent une mortalité de 77 0/0 ; ce qui est énorme et prouve combien les soins d'une mère sont nécessaires aux nouveau-nés.

Il reste encore beaucoup à faire à l'Etat, pour améliorer le sort de l'enfance. On est en voie d'atteindre ce résultat si désiré ; car on y travaille avec ardeur de toutes parts. C'est ainsi qu'un médecin philanthrope, le Dr Dufour, de Fécamp, a créé à l'usage des mères pauvres, sous le vocable de la Goutte de lait, une œuvre qui leur assure pour dix centimes par jour la quantité de lait stérilisé nécessaire à l'alimentation de leurs enfants. Cette pratique, continue le *Bulletin médical* auquel nous empruntons ces renseignements, a déjà diminué la mortalité énorme de l'allaitement artificeil en Normandie.

On sait en effet, notamment par les expériences faites dans le service de M. Budin, que la stérilisation du lait le rend beaucoup plus assimilable par les nourrissons. Mme Louise Toussaint, une accoucheuse des plus distinguées de Paris, préconise le lacto- stérilisateur et le biberon du Parfait nourricier, appareils faits pour pouvoir être maniés avec facilité par les personnes les plus ignorantes, et qui mettent le nourrisson à l'abri de ces diarrhées vertes qui font tant de victimes.

Le traitement de l'asphyxie des nouveau-nés, du professeur Laborde, par les tractions rythmées de la langue, traitement de beaucoup supérieur à tout ce qui a été mis en usage jusqu'à présent, comme l'insufflation de l'air par la canule laryngée ou de bouche à bouche, contribue aussi à sauver un grand nombre d'enfants. Ajoutons, en passant, que ce traitement, applicable à l'asphyxie, rend journellement à la vie, dans les cas fréquents de sauvetage, de malheureux noyés qui, neuf fois sur dix, auraient fatalement succombé sans la méthode remarquable de M. Laborde.

Malgré tous ces résultats encourageants, la natalité diminue et inquiète justement l'avenir. Mais nous avons la conviction que ce ralentissement dans les naissances, fait toutefois pour nous attrister, n'est que passager, comme cela se rencontre dans l'histoire des peuples. Quelle est la cause de ce lamentable état de choses ?

La lutte pour l'existence devient de plus en plus ardente de nos jours. Les exigences de la vie matérielle ne cessent de s'accroître. Dans les centres urbains comme dans les plus humbles hameaux, le luxe suit une marche que rien ne semble enrayer. L'homme se crée tous les jours des besoins nouveaux. Le but ardent de sa vie est de jouir. Les lieux publics où tous les sexes et tous les âges vont follement gaspiller leur argent, pullulent de toutes parts.

L'agriculture, cette mamelle des nations, qui voit cependant s'accumuler ses moyens d'amélioration et emprunte à la chimie des éléments de richesse inconnus jusqu'à présent, est désertée peu à peu, l'ouvrier des champs allant tenter fortune dans les grandes cités où le guette le plu souvent la misère, la misère hideuse qui mène à tous les vices. Les produits de la terre et le sol lui-même ont considérablement perdu de leur valeur vénale, double motif de découragement et de désertion. De ce mouvement rétrograde découlent naturellement la diminution des unions conjugales et l'abaissement des naissances qui sont la conséquence fatale de la gêne domestique et des craintes qu'inspire le sort futur des enfants.

On serait tenté de croire que la France, s'inspirant de la doctrine de Malthus, semble oublier

que l'avenir d'une race n'appartient qu'aux nations prolifiques. Ce sont là des questions vitales
qui relèvent des seuls pouvoirs publics. C'est
donc à eux qu'incombe le devoir sacré de s'op-
poser, par tous les moyens possibles, à la dépopulation de notre pays. Qu'on édicte des lois autrement sévères contre l'infanticide qui trouve tant
d'indulgence devant les tribunaux; qu'on réserve
un asile assuré et discret aux malheureuses qui
mettent au monde des enfants illégitimes, en
attendant qu'elles puissent retourner à leurs occu-
pations premières; qu'on accorde des dégrève-
ments plus importants que ceux dont jouissent
aujourd'hui les pères de sept enfants; qu'on impose le célibat, afin que le revenu qui en pro-
vient serve à alléger les charges des familles
populeuses et les aide à élever plus facilement
leur nombreuse couvée; qu'on encourage et qu'on
favorise l'agriculture qui se meurt faute de bras
et dont les produits ne sont plus assez rémuné-
rateurs; qu'on entrave l'exode de l'homme des
champs vers les villes, et la natalité finira par
se relever de l'état de décroissance où nous la
voyons aujourd'hui.

On est parvenu de nos jours à sauver l'existence de tout un monde d'enfants voués naguère encore à une mort inévitable par la rapacité des mères mercenaires et par l'oubli des soins indispensables à ces êtres si délicats du premier âge, qu'entourent tant de causes de destructions.

Nous avons reculé le terme de la vie et diminué la mortalité en domptant un grand nombre de maladies qui assiègeaint l'homme de tous côtés. Et si, comme tout semble le faire espérer, la natalité reprend bientôt sa marche ascendante d'autrefois, n'est-ce pas là; avouons-le, le plus superbe triomphe de l'humanité actuelle ?

Nous ne serions pas loin d'atteindre cet âge d'or que rêve la science moderne, si nous arrivions à terrasser un ennemi redoutable, l'alcoolisme qui envahit aujourd'hui toutes les classes de la société, depuis l'enfance jusqu'à la vieillesse, depuis l'ouvrier, surtout l'ouvrier des villes, jusqu'aux hommes que leur éducation devrait mettre en garde contre cette passion immonde! Et si rien ne vient enrayer sa course effrénée, à quoi auront servi les merveilleuses conquêtes de la médecine?

Les débits de boisson se multiplient sans cesse, la consommation alcoolique augmente d'une façon effrayante. Il n'est pas jusqu'aux casernes qui ne

tolèrent une cantine où le soldat, sous les yeux
de ses chefs, va s'abreuver de liquides toxiques,
au lieu de boissons hygièniques qu'elle devrait
débiter à l'exclusion de toutes autres. La loi, dit
l'Encyclopédie, interdit au pharmacien de délivrer
le plus petit poison sans ordonnance du médecin; mais elle laisse ce droit aux mastroquets,
qui sont des puissances, c'est vrai, en nos jours
où la politique mène l'homme et les choses. Nous
attendons des lois autrement efficaces sur la ré-
forme des boissons; mais les Chambres aiment
mieux renverser des ministères.

Tous les liquides livrés à la consommation par
les débitants, sont frelatés en général, le vin
comme les alcooliques. L'absinthe n'est pas seulement terrible, par son eau-de-vie de mauvaise
qualité, mais encore par les agents nocifs qui la
constituent, tels que les essences de fenouil,
d'hysope, d'angélique, etc.; le bitter, le vermouth,
et tant d'autres boissons sont des toxiques au
même titre.

L'alcoolisme, on ne saurait trop le répéter, est
le fléau le plus meurtrier de notre fin de siècle.
Il engendre la tuberculose, atteint mortellement
le foie, les reins... Il accroît la criminalité et

amène la folie. Les suicides se multiplient de plus
en plus; on en compte plus de 25.000 en une
seule année, pour ne parler que de l'Europe.

Aux yeux des hommes compétents, le moyen
le plus rationnel contre ce vice abrutissant, serait
de confier le monopole de l'alcool à l'Etat qui
le rectifierait et le livrerait ensuite à la consommation au grand avantage du buveur et du Trésor. Mais il est reconnu aujourd'hui que l'alcool
rectifiée ou non entraîne les mêmes désordres
dans les organes de l'homme.

C'est à des mesures véritablement radicales qu'il
faut en venir. En Angleterre et en Suède, le
débit des alcools a considérablement baissé depuis
qu'il s'est formé dans ces pays des Sociétés de
tempérance qui ont déclaré une guerre sans merci
à l'alcoolisme en détournant par leur exemple, leurs
conseils et leurs promesses, les buveurs de leur
funeste passion et en obtenant de leur gouvernement le dégrèvement du café, du thé...

La Norwège n'a pas hésité à proclamer la prohi-
bition de l'alcool et la suppression des cabarets.
Sans recourir pour le moment à des mesures si
brusques, il serait urgent qu'on diminuât chez
nous les débits, qu'on majorât le taux de l'impôt,

9.

qu'on dégrevât les vins et les boissons hygièniques; qu'on appliquât rigoureusement la loi contre l'ivresse, et que l'Etat et les Sociétés privées
recourussent à tous les moyens capables, sinon
d'extirper entièrement l'alcoolisme de nos habitudes, mais du moins d'en ralentir la marche.

Le Dr Combes, quand il était ministre de l'Instruction publique, adressait à ses recteurs une
circulaire où il attirait leur attention sur la nécessité d'organiser dans les lycées et dans les collèges,
l'enseignement antialcoolique déjà préconisé dans
les écoles primaires et normales. Une toute récente
circulaire ministérielle (1897) vient d'être commu-
niquée aux établissements d'enseignement public.
L'alcoolisme, dit-elle, ne borne pas ses ravages
à la génération présente. Il menace de vicier dans
son germe la génération de demain. C'est parmi
les enfants d'alcooliques, que se recrute pour la
plus grande partie cette foule toujours croissante des
enfants rachitiques dégénérés, des gâteux, des
hystériques, des épileptiques qui envahissent nos
hôpitaux, nos maisons de santé.

L'abus du tabac marche parallèlement avec l'abus
de l'alcool, et débute de nos jours dès la seconde
enfance. Non seulement la plante que l'ambassa-

deur français Nicot importa en Europe vers le XVIe siècle, renferme un poison redoutable, la nicotine qui mine sourdement l'organisme, mais encore elle altère le fumeur, l'excite à satisfaire sa soif et le livre pieds et poings liés à l'alcoolisme, M. Siegfried a déposé, dans le temps, sur le bureau de la Chambre des députés, une pétition de la Société contre l'abus du tabac qui demande le vote d'une dispositon législative interdisant aux enfants âgés de moins de 16 ans, de fumer sur la voie publique et dans les établissements publics. Mais cette pétition, comme le cigare, s'est envolée en fumée.

Et bien, cette transformation de notre pays qui se poursuit activement et qui, il y a 50 ans à peine, pouvait paraître une utopie, est en voie de se réaliser. Et alors quelle économie d'existences humaines!

On verra la mortalité continuer de baisser dans des proportions inouïes et la population, qui atteindra des chiffres inconnus jusqu'à nos jours, versera son trop plein dans les vastes contrées que la France a conquises dans le cours de ce siècle et y répandra notre civilisation et notre génie en échange des richesses incalculables qu'elles renferment dans leur sol. Et alors la patrie pourra en-

tretenir des armées redoutables prêtes à repousser
des ennemis assez fous pour tenter de violer nos
frontières.

Mais après cette rénovation ou plutôt cette ré·
surrection qui s'annonce comme une promesse
certaine d'un âge prochain, que nous réserve l'ave·
nir? Enigme cruelle ! Dans quelques années, à
peine, le seuil du XXᵉ siècle ouvrira ses deux lar-
ges battants. Que nous apportera-t-il ce siècle mys·
térieux, la paix, la sainte paix qui fait les peuples
heureux, ou la guerre maudite qui ruine les nations et anéantit en quelques heures les bienfaits
que cette même paix avait accumulés à profusion
sur le monde entier. Faudra-t-il entendre de nouveau une voix impie crier à nos oreilles : « La force
prime le droit ? » Paroles infâmes d'un ministre
que son maître, d'un pied dédaigneux, a précipité
du pouvoir ! Un juste châtiment attend toujours
les hommes que leur mauvaise foi et leurs atro·
cités punissent de l'exécration des siècles futurs.
Faudra-t-il qu'une nation ivre de ses succès ines·
pérés et qui n'a dû ses victoires qu'à la trahison
d'un chef d'armée, ensanglante encore le sol sacré
de la France pour assouvir sa rage jalouse, et trou-
ble ainsi la paix de l'univers ?

Mais les temps sont changés. On veille du côté des Alpes, et, des Vosges frémissantes aux bords amis de la Vistule, un courant de confraternité, comme un fil électrique, fait tressaillir les cœurs de deux peuples forts et puissants!

Pendant que nous traçons ces lignes, qu'entend-on au loin? Le vent nous apporte le vacarme infernal des hoch? qui franchissent le Rhin. L'Allemagne fête le centenaire de celui que son petit-fils a affublé du titre de Grand; oui, de grand fossoyeur, comme le désigne un journal illustré. Quelle outrecuidance a donc poussé le Kaiser à une telle témérité? Est-ce l'espoir d'être appelé de son vivant ou après sa mort Guillaume Excelsior? Pendant qu'on parade et qu'on caracolle sur la terre toujours française de l'Alsace-Lorraine, évoquons dans le silence et l'apaisement de nos cœurs, le souvenir impérissable d'Iéna, où l'aigle napoléonienne déchirait de son rostre et de sa serre, la Prusse pantelante!

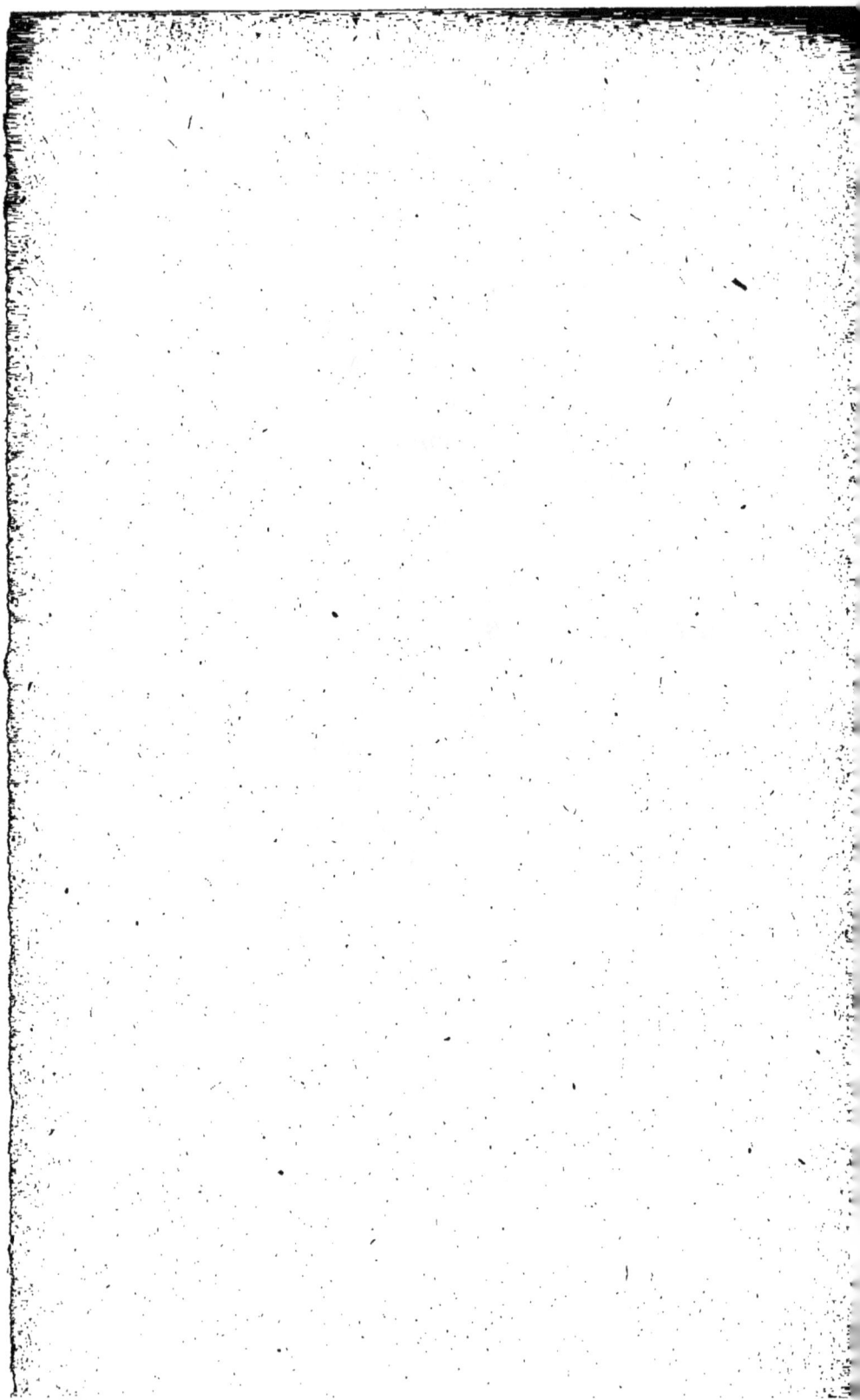

CHAPITRE VI

Le lecteur a été initié à la connaissance des merveilleuses découvertes de la médecine contemporaine qui placent leurs auteurs, comme nous l'avons déjà dit, bien au-dessus des plus grands bienfaiteurs de l'humanité. La santé n'est-elle pas, en effet, le plus riche trésor que l'homme puisse envier ? Sans elle, la vie n'est plus qu'un long tourment que l'opulence est impuissante à prévenir, et qu'elle est à peine capable d'adoucir.

La médecine domine donc toutes les sciences. Elle est seule souveraine maîtresse, si l'on peut s'exprimer ainsi, de l'existence humaine que la maladie entoure de son cortège de douleurs.

Il ne nous reste plus qu'à étudier le médecin dans les autres circonstances de sa carrière si tourmentée et si dignement remplie.

On dit qu'il est souvent sourd aux cris de la souffrance, qu'il est rude et parfois même cruel envers

les malades, et que pour exercer sa main et pour
attirer l'attention sur son nom, il tente sur des sujets que la misère jette dans les hôpitaux, des
opérations qui entraînent souvent la mort. C'est à
prouver. Nous protestons avec indignation contre
une accusation aussi odieuse. Un chirurgien ne
s'expose pas ainsi à compromettre sa dignité et sa
réputation. Ce n'est pas dans l'isolement qu'il
opère ; c'est au grand jour et en face de ses internes et de ses élèves. Devant le nombreux person-
nel qui l'entoure, il a à tenir compte de l'opinion de
cette foule d'élite, qui le juge dans ses actes. Sa
conscience règle sa conduite, et, lorsque après avoir
épuisé toutes les ressources de la science, il a
acquis l'inébranlable conviction qu'une opération
est l'*ultima ratio*, il prend alors une résolution virile
et l'instrument fait son œuvre. Fais ce que dois, ad-
vienne que pourra. Le sommeil anesthésique et
l'antisepsie aidant, le devoir lui commande de tout
oser et de brûler jusqu'à la dernière cartouche.

Un sujet est atteint, par exemple, d'un cancer à
la face, au sein, etc. Tous les traitements ont été
impuissants à enrayer la marche de cette plaie hideuse qui le ronge lentement. Il devine qu'il est un
objet de répulsion pour ceux qui l'entourent et

qu'il s'avance fatalement vers la catastrophe finale.
Les souffrances physiques et morales le torturent.
lui ravissent le sommeil et l'appétit. Il implore
la mort ou une opération que, dans son illusion, il
entrevoit comme le terme de ses maux. Le médecin
lui refusera-t-il cette suprême consolation ? La famille, avisée que l'instrument tranchant ne fera que
retarder de quelques mois, de quelques années
peut-être, l'issue fatale, l'opération est décidée ;
mais le malade finit par succomber. Et bien, que de
fois, en de telles circonstances, n'avons-nous pas en-
tendu juger sévèrement la conduite du chirurgien,
les uns l'accusant d'opérer quand même dans un
but vénal, les autres lui reprochant de recourir à
une opération qu'il savait inutile. Le malade qui
se sent frappé mortellement ne raisonne pas comme
la foule stupide. Il se cramponne à la vie et se
livre avec confiance aux mains du chirurgien. Et
vous l'en blâmerez, et vous oseriez condamner
l'homme de l'art en qui ce malheureux a mis
toute son espérance ?

Dupuytren avait la réputation d'un bourru, c'est
vrai, mais c'était le bourru bienfaisant. Tout trem-
blait, dit-on, autour de lui. Mais aussi quel cœur
d'or ! Qu'on en juge.

Un ecclésiastique de province se présente un jour dans le cabinet du grand chirurgien. Je ne puis vous guérir, lui dit-il rudement. Et le pauvre malade d'une voix émue mais résignée, répondit : C'est bien, maître; je vais de ce pas me préparer à mourir ! Touché par l'humble héroïsme de ce prêtre, Dupuytren le rappelle : M. l'abbé, tenez ; voilà un billet pour mon hôpital. Dès demain, je vous soignerai et, si Dieu veut, je vous guérirai. Et il le sauva en effet.

On accuse aussi le médecin de rapacité, parce que le besoin a pu le jeter dans la pénible nécessité de recourir à la loi pour obtenir le fruit de ses peines qu'un client malhonnête et souvent calomniateur refuse de lui accorder. Ce droit qu'a tout individu de poursuivre un débiteur récalcitrant, vous le contesteriez au médecin ? Mais il a besoin comme vous, de demander à sa profession les ressources nécessaires à son existence ; heureux encore, s'il parvient, au terme d'une pénible carrière, à se créer cette aisance, *mediocritas aurea*, dont parle le poète, lui permettant d'élever sa maison et d'assurer à sa vieillesse le sort qui lui est si justement dû.

Qu'on veuille bien considérer aussi qu'il a un rang à tenir suivant le milieu où il s'agite, et que la vie a, de nos jours, des exigences terribles. C'est le struggle for life, le combat acharné pour l'existence.

Et c'est pour garantir cette existence que le médecin, malgré les obstacles que sa patience a su vaincre, a pu constituer, dans certaines villes, des syndicats qui sauvegardent ses intérêts si souvent menacés. Une des clauses importantes de ces associations met chacun de leurs membres dans l'obligation formelle de refuser ses soins à un client indélicat qui, dans le cours d'une maladie, abandonne son médecin sans le rétribuer. Un journal manifestait, il y a quelque temps, sa profonde indignation contre un pareil procédé. Que dirait l'auteur de l'article si l'administration de ce journal le congédiait sans avertissement, sans explications et sans règlement de ses salaires ? Nous comprendrions à la rigueur cette révolte de l'amer critique si le médecin, dont les sentiments d'humanité sont si connus, fermait impitoyablement sa porte à l'indigent insolvable.

En supposant même que l'un de nous se mît dans un tel cas, de quel droit lui reprocher sa conduite ? Il n'existe aucune loi qui l'oblige à donner ses soins à tout venant, puisqu'il ne touche aucune

subvention de l'Etat. Et quoi, vous êtes libres de
recourir au médecin de votre choix et de le quitter
pour revenir encore à lui, comme un chat se joue
d'une souris, sans autre raison que votre caprice
blessant ; et le médecin n'aurait pas la liberté à
son tour de renvoyer un client solvable qui invo-
que honteusement la prescription ou qui a porté
atteinte à notre considération ?

Pour son honneur, le médecin en arrive rarement à une telle détermination, et nous affirmons
avec une conviction que rien ne saurait ébranler,
que dans une localité où il est seul à exercer sa
profession, il n'hésitera jamais à secourir même
son plus mortel ennemi.

Si l'un de nos confrères Marseillais a refusé ses
soins à un malade, c'est qu'il avait de sérieuses
raisons pour en agir ainsi. D'ailleurs, nous n'avons
de comptes à rendre à personne et nous ne relevons
que de notre conscience.

La cité phocéenne possède assez de médecins
pour que le malade en question eût toute liberté
de s'adresser ailleurs. Et si c'était un indigent, il
avait droit à son admission dans un hospice ou à
l'assistance médicale que lui garantit la loi de 1894.

Ne dites pas non plus, au nom de son honnêteté

et de sa charité, que le médecin pressure l'indigent.
Ah ! que de fois en entrant sous le toit du malheureux, à la vue de la misère qui râle côte à côte
avec la souffrance, n'a-t-il pas laissé tomber une
obole discrète venant en aide à la guérison ! Sa
devise qu'il met en pratique tous les jours est
celle-ci :

Miseris succurrere disco.

On ne tient pas compte au médecin de ces fatigantes consultations qu'il donne gratuitement dans
les grandes villes, par exemple, aux nécessiteux,
parmi lesquels se glisse furtivement une foule de
pingres aisés qui ont ainsi la coupable audace de
se faire traiter sans délier les cordons de leur
bourse. On ne peut s'imaginer la quantité de malades que leur position devrait mettre à l'abri
d'une pareille sordidité, qui vont se faire soigner
dans les hôpitaux, moyennant un tarif dérisoire, se
dérobant ainsi à la terreur qu'inspire aux mauvais payeurs la note du médecin.

Si un inventeur, un industriel, un banquier,
grâce à leur intelligence ou parfois même au hasard, parviennent à entasser des millions dans leur

caisse, on applaudit à leurs succès. Chacun se prosterne devant le veau d'or qui reste toujours debout et dont

On encense
La puissance !

Mais si le médecin arrive à cette fortune que lui créent ses talents et la célébrité, alors ce même public crie au scandale.

Et s'il donne des fêtes dans ses salons luxueux ; si sa femme, dans de brillantes réceptions ou dans une loge d'opéra, se permet d'orner ses cheveux et sa poitrine de splendides bijoux, l'envieuse collaboratrice d'un journal que nous ne nommerons pas, pousse des cris d'indignation en songeant à tout ce qu'il y a de souffrances et de larmes cachées dans ce mobilier somptueux et dans ces parures qu'on étale arrogamment aux yeux des spectateurs.

Préféreriez-vous, Madame, que cet homme que vous accusez de tirer vanité de son train fastueux, enfouît ses richesses et les rendît improductives ? Il n'est sorte d'injures dont on ne l'accablât s'il ne répandait à profusion cette fortune que sa science et sa renommée lui ont si généreusement acquise.

Trève donc de récriminations aussi injustes qu'insensées !

Le D\u02b3 Laveyssière, dans une notice biographique consacrée à Péan, le plus hardi et le plus grand opérateur de nos jours, nous révèle que cet illustre chirurgien possède un titre plus précieux à la sympathie, c'est sa magnifique générosité.

Sa grandeur dans la dépense du gain rapidement acquis, il l'a montrée en fondant à Paris son hôpital international.

On dit que de célèbres chirurgiens ne se décident à opérer que contre de gros honoraires. Et qu'a-t-on à redire à cela ? Ne venez donc pas marchander avec le génie. On ne saurait payer trop cher la science de celui qui vous sauve la vie ou vous délivre d'une cruelle infirmité. Il y a des maîtres moins renommés qui opèrent avec une habileté presque égale et moins cher. Consultez votre budget et choisissez. D'ailleurs ces princes de la science, comme on les appelle avec une certaine ironie, pourraient-ils suffire à leur clientèle si considérable déjà et qui centuplerait, s'ils se contentaient d'un salaire inférieur ? Un tel travail dépasserait les limites des forces humaines. Et alors plus de repos, plus de sommeil pour eux !

Le riche acquiert parfois, pour satisfaire son orgueil ou son envie, des œuvres d'art dont le prix apporterait tant de bien-être et de joie dans la mansarde du pauvre! Et quand, dans sa vanité, fort respectable d'ailleurs, il fait signer son portrait du nom d'un grand artiste, ne le blâmez pas de payer ce tableau avec des monceaux d'or, puisque sa fortune lui permet de si nobles superfluités.

Il y a quelques années, un anglais excentrique se rendait acquéreur de deux bouledogues au prix fantastique de cent dix mille francs!

Laissons à l'opulence le caprice de dissiper ses richesses. Gaspiller follement sa fortune, dont beaucoup de malheureux profitent souvent, vaut mille fois mieux encore que de la cacher sous la garde d'une sordide avarice.

Et quand un médecin d'un mérite transcendant aura arraché quelqu'un des vôtres ou vous-même à une mort inéluctable, vous osez débattre le chiffre de ses honoraires, quel qu'élevés qu'ils soient! Payez et ne vous récriez pas.

Hélas! sans la santé que m'importe un royaume! a dit notre bon fabuliste.

Les douleurs impuissantes de l'enfantement déchirent les entrailles de cette pauvre mère. La vie de la femme et celle de l'enfant sont en péril. Or, voilà le maître habile qui apparaît comme un libérateur et qui sauve ces deux êtres pour le salut desquels vous répandriez jusqu'à la dernière goutte de votre sang. Et sera-ce trop payer des existences si chères quand vous aurez versé l'or à pleines mains dans celles de l'homme qui ramène la vie et le bonheur au milieu du foyer domestique ?

Jobert de Lamballe recevait un riche client qu'il avait radicalement guéri d'une de ces infirmités qui font le tourment des malades et les jettent même parfois dans un état de marasme tel, que l'idée de suicide hante le cerveau de ces malheureux. C'était une fistule profonde siégeant dans une région du corps où le médecin seul a le courage de mettre la main. La note du célèbre praticien parut trop élevée à l'opéré qui se récria comme un chien qu'on écorche. Mais Jobert de Lamballe, pris d'un mouvement d'indignation bien légitime et après avoir vertement rabroué son client, si humble et si soumis avant l'opération et maintenant si rétif, sortit de son tiroir une liasse de billets de banque. Tenez, lui dit-

10

il, ils sont à vous si vous voulez, comme je l'ai fait sur votre personne, fourrer votre doigt dans mon....

Certes une telle incartade de la part d'un chirurgien aussi haut placé offensera peut-être la pudeur de ceux qui liront cette anecdote authentique. Mais on ne peut s'empêcher toutefois de pardonner l'irascibilité d'un homme dont on vient mesquinement marchander les services et qui a délivré son semblable d'une maladie rebutante qui affecte le moral et menace la vie du sujet.

Reprocher au médecin renommé ou au chirurgien habile de s'être enrichi est une chose indigne et imméritée ; car ils l'ont vaillamment conquise, cette fortune, au détriment de leur repos et souvent de leur santé. Ces hommes héroïques sans cesse en alerte, généralement chargés d'un lourd service hospitalier, dont la clinique et l'enseignement absorbent la majeure partie de leur existence, occupés sans relâche par une clientèle nombreuse et souvent exigente, et par les consultations gratuites données aux pauvres déshérités ; ces hommes, disons-nous, ne considèrent pas leur tâche accomplie après ce rude labeur quotidien. Et lorsque, le corps harassé de fatigue et le cerveau ébranlé par les efforts intellectuels et les tortures des responsabilités, ils ont atteint le terme de leur journée, on les voit encore avec une énergie surhumaine, sacrifier à l'étude une partie de leur nuit écourtée. C'est ainsi que les Germain Sée, les Jacoud, les Péan et tant d'autres non moins illustres, nous lèguent des œuvres admirables, comme consécration de leur gloire.

Il est possible qu'il se rencontre, mais combien rares ! des médecins indignes et oublieux du serment qu'ils ont prêté en recevant leur titre de docteur. Ce n'est pas là une raison pour faire rejaillir sur le corps médical tout entier la faute de quelques uns et proclamer que tous les médecins se rendent coupables d'indignité. Et parceque'un maréchal de France a trahi son pays quand son épée glorieuse et sans tache jusqu'alors aurait pu refouler les hordes prussiennes au delà du Rhin ; parce qu'un Dreyfus a vendu sa patrie ; qu'un prêtre comme l'abbé Bruneau qui portait naguère sa tête sur l'échafaud, s'est rendu coupable de vol, d'incendie et d'assassinat ; qu'un juge prévaricateur a faussé la balance de Thémis ; est-ce à dire que l'armée ne renferme que des

traîtres, l'Eglise que des scélérats, la magistra-
ture que des bandits?

Laissez donc le médecin accomplir sa sublime
mission aussi bien dans le taudis du pauvre que
sous les lambris dorés de l'opulent.

· Et cette science n'est pas l'unique élément qui
constitue l'art de guérir. Il faut aussi que le médecin trouve en lui-même cet autre talent qui
joue un si grand rôle dans l'exercice de sa profession. Nous voulons parler de cette autorité qu'il
doit imposer à ses malades et qui en fait des sujets
confiants, dociles et soumis à ses ordres dans l'intérêt de leur santé. Ainsi maître de son client, qui
guette son arrivée avec la plus vive impatience, il
devine sa joie à l'épanouissement de ses traits ; et
cette joie salutaire devient souvent un des plus
puissants facteurs de la guérison.

La patience est aussi une des qualités souveraines du médecin. Combien cette vertu lui est
nécessaire, soit qu'il ait à subir les minutieuses et
parfois fatigantes confessions des malades, soit
qu'il ait à supporter les ennuis de leurs exigences
ou de leurs caprices injustifiables ! L'un se plaint
de ce que la guérison met des lenteurs désespé-
rantes à venir ; cet autre, faiblissant dans sa con-

fiance, recourt sous un prétexte futile à un autre
maître qui peut-être sera inférieur au maître pré-
cédent. C'est alors que le médecin se réfugie dans
le calme serein de sa philosophie et demande à sa
grandeur d'âme la force qui le console de toutes
ces lâches turpitudes dont il est abreuvé.

S'il est un devoir qu'il remplit avec cette discrétion infaillible qui fait de lui un personnage
sacré, c'est l'observance solennelle du silence que
le secret médical lui impose. Appelé quelquefois
comme confident et arbitre au milieu de certains
drames domestiques, il sait trouver dans la noblesse de son cœur et sa profonde expérience des
choses de la vie, des inspirations sublimes qui
ramènent la tranquillité et la confiance mutuelle.
Ce secret peut devenir pour lui, en telles circonstances, le plus terrible des écueils et mettre sa res-
ponsabilité à de cruelles épreuves. Mais le sentiment du devoir accompli lui donne le courage de
braver tout danger.

Un jeune homme recherchait la main d'une
demoiselle dont il était éperdument épris. Delpech
était le médecin des deux familles. Il avait soigné
le jeune homme pour une maladie dont il n'était
pas encore guéri. Les parents de la fiancée avaient

des soupçons sur l'état de santé du prétendant et demandèrent conseil au savant professeur de Montpellier. Le secret médical commandait au médecin la plus grande discrétion. D'un autre côté, l'honnêteté lui conseillait de rompre le silence. Delpech était placé entre la trahison et l'intérêt suprême qu'il portait à la future épouse. Laisser se consommer une telle union, c'était commettre une action criminelle ; car il devait naître fatalement de ce mariage des enfants dont la tare originelle pouvait entraîner les suites les plus désastreuses. L'épouse elle-même était presque vouée à contracter le mal de son mari. Entrevoyant toutes ces conséquences fatales, et les scènes tragiques que l'avenir réservait à ce couple futur, et pesant dans sa sagesse et sa profonde honnêteté la conduite à tenir, Delpech mit obstacle à ce mariage. Mais l'illustre chirurgien paya de ses jours la divulgation de son secret ; car il fut lâchement assassiné par le jeune homme éconduit.

Le médecin puise encore dans son éducation les ressources indispensables pour se plier à toutes les nécessités de la vie. Familier avec dignité auprès de ses inférieurs, il les met tout de suite à leur aise et se les attache facilement par la simplicité de son langage et la bonhomie de ses manières. Ses relations avec ses égaux en position sociale sont d'une correction impeccable et il a le talent de les rendre plus étroites encore en évitant de faire sentir la supériorité de son instruction.

En contact journalier dans les grandes villes avec la haute société qui professe pour lui la plus grande considération, il y tient son rang avec cette distinction que lui ont acquise ses fréquentations mondaines.

Sans cesse en butte à l'ingratitude et à la médisance. il se raidit contre l'injustice des hommes et, fort de sa conscience, il répond aux affronts par le plus superbe dédain.

De quelle résignation ne doit-il pas s'armer devant l'exercice illégal de la médecine et le charlatanisme éhonté qui se pratiquent au grand jour, sans que des moyens de répression cherchent à défendre d'une façon efficace ses intérêts profondément lésés. C'est surtout dans les petits centres et les campagnes, où il a toutes les peines du monde à assurer son existence que se passent ces faits monstrueux. La loi frappe sévèrement la fraude des matières alimentaires, des boissons hygiéniques, etc. Elle est aidée aujourd'hui dans sa tâche

par la création, au sein des villes principales, de
laboratoires municipaux dont l'analyse chimique
recherche scrupuleusement les falsifications capables de nuire à la santé publique. Et cette même
loi, que fait-elle contre l'exercice illégal de la médecine ? Ceux qui sont chargés de la faire respecter ferment souvent les yeux ou appliquent
des peines dérisoires, D'ailleurs, les malades ignorants et ceux, plus nombreux encore, dont le cerveau détraqué a foi aux choses surnaturelles, ne
se complaisent-ils pas à recourir aux sorciers, aux
rebouteurs, aux coupeurs de fièvre ? Et alors le
juge, souvent embarrassé, a des faiblesses pour
ces charlatans qui vivent de la bêtise humaine
et que le vulgaire, au détriment de sa santé, pré-
fère, hélas ! à l'homme de science dont la fortune
souffre de ce pénible état de choses.

A Rians (Var) vivait naguère encore un rhabil-
leur dont la renommée s'étendait très loin à la
ronde. C'était un paysan empirique qui s'était acquis dans ce genre d'industrie une assez grasse
fortune. L'Esculape guérissait tous les éclopés qui
abordaient dans son temple. Nous affirmons pour
notre part que tous les croyants de notre connaissance qui allaient consulter cet oracle de bas étage,

revenaient chez eux gros Jean comme devant. Une femme se luxe un jour l'épaule gauche. Elle accourt chez le rebouteur qui la renvoie en lui déclarant que sa luxation est irréductible et qu'aucun médecin ne pourra la guérir. A son retour, elle se présente chez nous et à l'instant même nous remettons le bras en place.

A la mort de son père, le fils a continué le commerce lucratif du vieux bonhomme et pour élargir sa clientèle, il est venu, dit-on, se fixer à Aix, le sanctuaire du Droit, où il radoube les membres avariés sous les yeux maternels de Thémis.

Non loin d'ici, dans une riante vallée où murit la pêche vermeille, un rustre coupe élégamment les fièvres avec un couteau tout mignon, et se fait ainsi des rentes avec la bourse non seulement des imbéciles, mais encore, faut-il le dire, des gens que leur éducation devrait mettre en garde contre de si grossières manœuvres.

Après la guerre de Crimée, un zouave du nom de Jacob, dont la réputation devint un moment pour ainsi dire universelle, attirait à Paris tous les rhumatisants, goutteux, paralytiques qu'il remettait à neuf, sans remèdes, par le seul prestige de ses jurons et le moulinet qu'il exécutait avec son bâton .

au-dessus de la tête de ses clients trop crédules.

Et quand on songe qu'un illustre maréchal de France de cette époque se donna en spectacle ridicule en confiant ses béquilles à ce charlatan, on ne peut s'empêcher d'excuser la tourbe des niais encouragés par un exemple pareil.

Le médecin honorable n'a pas seulement à se défendre contre ces ignorants et grossiers personnages qui abusent des simples d'esprit. Il a encore à gémir du charlatanisme de quelques-uns de ses confrères, bien rares heureusement, dont l'impudence seule fait le succès. Ces hommes-là, véritable fléau de notre profession, se targuent de leur supériorité, qui, remarquez-le bien, n'existe que dans leur imagination vaniteuse, mais que leur savoir-faire réussit parfois à faire accepter des badauds. Pour atteindre ce but, ils posent devant la galerie des sots ; mais leurs manœuvres, quelque habiles qu'elles soient, n'échappent pas aux clairvoyants et finissent par devenir un objet de mépris.

Dans une boutade intitulée *Savoir* et *Savoir-faire*, M. A. Laurent dit fort à propos dans le *Correspondant médical* :

Pour elle (la foule), un charlatan qui glosse effrontément,
  Qu'aucun doute n'arrête,
Est le praticien seul digne d'engouement.
  Mais qu'est le *Savoir-faire*.
Que j'entends quelques-uns beaucoup complimenter
  Et juger nécessaire
Bien plus que le savoir qui reste à végéter ?

La politique, qui laissait autrefois le médecin vivre paisiblement dans l'austérité de sa profession, le pousse aujourd'hui dans la mêlée ardente des partis. Il a tort de déserter la science, son véritable élément, pour se lancer dans la vie orageuse des assemblées délibérantes. Mais consolons-nous en toutefois, en songeant aux services éminents qu'il rend à la société dans la nouvelle situation où l'appelle la confiance de ses concitoyens.

Les conseils municipaux et départementaux comptent une véritable légion de médecins. Ceux qui siègent au Palais-Bourbon et au Luxembourg sont au nombre de plus de cent. Et quels noms illustres n'y voit-on pas ? Parmi les sénateurs apparaît la grande figure de Paul Bert, qui joignait à son immense savoir médical, les talents politiques les plus étendus et qui est allé mourir dans le gouvernement de l'Indo-Chine. Et Léon Play, chimiste de premier ordre ; et Berthelot, l'une de nos plus grandes gloires scientifiques, le plus illustre chimiste de notre époque, doyen des professeurs du Collège de France, membre de l'Académie de médecine, etc. ; qui honore le Sénat, et a honoré son pays comme ministre de l'Instruction publique et plus tard des affaires étrangères. Il était l'émule de Pasteur en savoir et en patriotisme. Deux Revues, l'une allemande et l'autre française, demandaient, il y a quelques années à peine : toute politique mise de côté, êtes-vous partisan de relations intellectuelles et sociales plus suivies entre la France et l'Allemagne, et quels seraient les moyens pour y parvenir ? Oui, répondit Berthelot, mais à la condition que l'Allemagne cesse de proclamer dans le monde le droit antique de la force et de la conquête, et qu'elle restitue aux populations annexées par la violence le droit moderne de choisir leur destinée, etc.

Et Léon Labbé, l'habile chirurgien, et Cornil, professeur d'anatomie pathologique à la Faculté de Paris, et Roussel célèbre par sa loi sur la protection de l'enfance : et Gadaud, ex-ministre de l'Agriculture, et tant d'autres sommités médicales.

Si, du Sénat nous entrons dans la Chambre des Députés, nous voyons aussi siéger sur les bancs des médecins politiciens remarquables, tels que de Mahy (La Réunion), Chautemps, ministre des colonies, Bourgoin, médecin, pharmacien et chimiste distingué, mort tout récemment, Lannelongue, Vigier, ex-ministre de l'Agriculture, Leroy (de la Somme), à propos duquel M. le président Brisson prononçait à la tribune ces paroles qui visent particulièrement le médecin de campagne : « Notre excellent collègue, a-t-il dit, appartenait à ce corps médical de nos communes rurales dont le dévouement et le désintéressement sont partout au-dessus de tout éloge. Obligés de parer promptement aux nécessités des cas les plus variés, ces modestes docteurs amassent des trésors d'expérience et déploient des efforts de bonté qui font du médecin de campagne un des types les plus élevés, les plus intéressants de la nature humaine. Ils touchent à des misères que nous connaissons mal ».

Ah ! que ces belles paroles, tombant des lèvres d'un président de Chambre législative, nous vengent des attaques imméritées dont nous sommes si fréquemment l'objet !

Dans la législature précédente, siégeait en souverain maître Clémenceau dont l'éloquence fougueuse a retenti bien des fois sous les voûtes du Palais-

Bourbon, et qui a trouvé dans le culte des lettres ce calme qui lui fait oublier les luttes passées. Clémenceau, a-t-on dit de lui, repoussé de la mêlée sociale où il a combattu comme un gladiateur romain, est venu heureusement échouer aux pieds de l'Hélicon où les Muses l'ont nourri de leur miel et lui ont inspiré son grand Pan!

La médecine vétérinaire et la pharmacie fournissent aussi leur contingent. Il est juste de signaler le nom de M. Peytral (de Marseille), qui a joué un rôle prépondérant comme député, sénateur et ministre.

Indépendamment des qualités supérieures que nous venons d'énumérer, il en est d'autres encore que le médecin possède à la plus haute puissance et que nulle créature humaine ne saurait même égaler. Nous voulons parler de son courage et de son dévouement, vertus héroïques dont la nature l'a généreusement gratifié.

La bravoure est chose commune en France; on ne saurait le contester. Au bruit du clairon et à la voix de ses chefs, le militaire se précipite au devant de l'ennemi avec cette furia connue du monde entier, et il meurt s'il le faut. Le méde-cin la possède aussi, cette bravoure, au même degré;

il sait le prouver sur les champs de bataille ou sur les navires de guerre. Mais il est un genre de bravoure connu de lui seul; c'est celle qui se manifeste au milieu des épidémies meurtrières, sans éclat, sans espoir d'une récompense dont la pensée seule électrise le soldat.

Qu'un cas de petite vérole envahisse une maison. Chacun s'empresse de quitter l'habitation; les amis disparaissent; les parents seuls demeurent en tremblant. Le médecin a beau donner l'exemple du devoir, tenter de relever le moral de ceux qui soignent le malade, en le touchant, en ouvrant les pustules et les abcès qui bossèlent souvent toute la surface du corps; rien n'y fait! Le malheureux, abandonné parfois de tous ceux qui l'entourent, succombe solitairement ou va réclamer un lit aux hôpitaux!

Le choléra éclate soudain. Voyez fuir cette foule affolée par une peur panique. Que reste-t-il de toute cette population pour soigner les victimes du fléau, le médecin, la religieuse et le prêtre!

La ville de Marseille et peu à peu une partie de la Provence furent visitées en 1832 et en 1835 par cette maladie que le Gange vomit de loin en loin sur le monde entier. Le port de Toulon ne fut pas épargné à cette époque. Les docteurs Simon Lassis et Tourette, accourus de Paris, succombèrent à ce mal étrange qui fit près de quarante victimes dans le corps médical durant les différentes épidémies de choléra que cette ville a traversées.

Mon père exerçait à cette époque la médecine à St-Maximien qui fut à peu près épargné par l'épidémie. Mais le village de Rougiers, situé à quelques kilomètres de là, fut rudement atteint. Il était dépourvu de médecin. Le bon docteur partait tous les matins pour prodiguer ses soins et son dévouement à cette population cruellement éprouvée.

Quand je me reporte vers cette époque lointaine que j'entrevois à travers la brume épaisse des années, je me rappelle encore les affres de ma mère, lorsque midi sonnant, elle ne voyait pas rentrer le père qui tardait à venir. Elle m'envoyait alors, moi tout petit, au devant de celui qui, sans ostentation, sans souci du danger, allait nous gagner notre pain quotidien. Et quand tous deux nous rentrions au logis, las et poudreux, nous retrouvions ma bonne mère qui, heureuse du retour, changeait son anxiété en des larmes de joie. Et qui aurait apporté la becquetée à la pauvre couvée, si le choléra impitoyable avait tué le père ? Les gouvernements ont autre chose à faire que de subvenir aux infortunes des héros méconnus !

En 1865, la jolie ville de Solliès-Pont, dont les toits s'élèvent au milieu des prairies, des cerisiers et des violettes, fut envahie par le choléra qui frappa la population comme un vrai coup de foudre, et fit en quelques jours une véritable hécatombe. Le docteur Ginouvés fut une des premières victimes ; le docteur Géry, son confrère, lutta bravement contre le fléau jusqu'aux limites de ses forces. La commune implora alors l'aide de _'Ecole de médecine navale de Toulon, sa voisine, qui fit appel au dévouement des médecins de la marine. Tous s'offrirent pour aller secourir leur camarade.

Deux seulement furent désignés et, pour prévenir tout sentiment de jalousie, MM. Lantoin et Terrin, alors médecins de première classe, furent détachés comme les premiers inscrits.

M. Gensollen, étudiant en médecine, vola au secours de sa ville natale.

Durant le choléra de 1884, le docteur allemand Koch, l'auteur de la découverte du bacille vir-

10.

gule, était venu à Toulon pour y faire des expériences. M. Dominique, qui a écrit un livre important intitulé « Le choléra à Toulon », nous dit de ce médecin : Quant au docteur Koch, qui se devait, avant tout, aux honneurs et faveurs dont son souverain l'avait comblé, et non à nos malades, arrivé le 5 à Toulon, il en repartait le 10, en laissant comme fiche de consolation à notre municipalité, un superbe rapport dans lequel il conseillait les mesures que l'on avait prises avant son apparition à Toulon.

Rappellerons-nous le nom de Crevaux, médecin de la flotte qui, parti de Cayenne pour une exploration scientifique, fut massacré par les Indiens Tobas, la plus cruelle peuplade de l'Amérique du Sud; d'Hyersin que l'Inde anglaise réclame et qui porte dans ses bagages le remède qui doit juguler la peste bubonique; de Bulard, cité plus haut, qui ne craignit pas de garder sur son corps la chemise d'un mort pestiféré; de Thuilier qui succombait il n'y a pas longtemps au choléra qu'il était allé étudier en Egypte, et de cette épaisse phalange de médecins se jetant résolument au milieu des épidémies, sans autre satisfaction que celle du devoir accompli!

La fièvre jaune éclata d'une façon violente en 1887, dans nos possessions sénégaliennes.

A mesure que des vides affreux se faisaient, d'intrépides médecins partaient de nos ports pour aller combler les vacances et combattre le vomito negro qui, en quelques mois, fit plus de vingt victimes dans les rangs du corps de santé de la marine.

La France a-t-elle songé à élever un monument sur la plage brûlante du Sénégal pour perpétuer le nom de ces modestes et obscurs héros qui sont tombés en soldats ? Un tel hommage serait bien dû à ces martyrs du devoir !

Nous regrettons de n'avoir pas pensé, alors que nous étions encore en activité de service dans la médecine navale, à soumettre cette question au ministre de la marine. Nous avons néanmoins l'espérance qu'une voix plus autorisée que la nôtre se fera entendre un jour, et que le souvenir de nos chers morts se manifestera par la consécration d'une colonne commémorative.

Le médecin verrait la terre s'entr'ouvrir sous ses pas, que les ruines du monde le frapperaient sans l'émouvoir.

Si fractus illabitur orbis, impavidum ferient ruinæ !

11

N'est-ce pas de l'intrépidité et du dévouement
de sa part, que de lutter contre cet enfant qu'étouffe
le croup et d'exposer la bouche et les yeux à contracter la diphtérie ? Une simple morsure peut
devenir mortelle. Avant la découverte de Roux,
il ne se passait pas d'années que des médecins,
des internes et des élèves, surpris dans l'exercice
de leurs nobles fonctions, ne payassent un tribut
à ce mal redoutable.

N'est-ce pas toujours de l'intrépidité et du dévouement que d'ausculter ces poitrines dont la
sueur visqueuse souille la peau et les cheveux du
médecin, de respirer cette odeur fétide et repoussante qui s'exhale des poumons en putréfaction ?
Comme on le sait, les crachats des phtisiques renferment le bacille de Koch, et c'est par ces matières desséchées que se contracte la maladie. Le
médecin vit au milieu de ces myriades de micro-
organismes qui flottent dans la poussière des ap-
partements, etc. Si vous le suiviez dans certains
taudis puants, privés d'air et de soleil, vous se-
riez saisis d'horreur à l'aspect de ces crachats
luisants qui tapissent le sol et le mur de l'alcôve
et ressemblent à ces traînées que laisse le passage
des mollusques hideux. Et c'est en respirant ces

poussières mortelles qu'il s'expose tous les jours
à contracter le germe de cette phtisie qu'il vient
combattre et qui peut-être le terrassera à son tour.

Dans une de ses brillantes leçons à l'hôpital
Saint-Louis sur la syphilis extra-génitale, le professeur Fournier fait observer avec sa compétence incontestable en pareille matière, que le
virus syphilitique qui pénètre si fréquemment par
le doigt, prend des allures spéciales, parce que
cet accident se rencontre principalement chez les
médecins. Le praticien présente un terrain on ne
peut plus favorable à la syphilis; car c'est un
homme en général surmené, déprimé et maltraité.
C'est pour ces trois raisons qu'il est si souvent atteint gravement et mortellement. Et c'est si vrai,
que Ricord a pu dire que « la pire condition d'at-
» traper la syphilis, c'est d'être médecin. »

Ainsi donc journellement exposé aux atteintes
des maladies les plus répugnantes et les plus meurtrières qui font reculer d'horreur et trembler d'effroi tous les êtres humains, le médecin lui seul
les affronte hardiment, sans se soucier des périls
au-devant desquels il se précipite, ainsi qu'un
stoïcien aux yeux secs qui vole embrasser la mort,
comme l'a dit le poëte André Chénier.

Il s'en va prodiguant ici-bas son dévouement avec cette générosité qui fait sa force et sa grandeur et dont lui seul a le secret, pendant que son altier mépris des injures le venge de l'ingratitude des hommes.

La médecine, malgré ses dangers, ses misères et ses déboires, est un art si attrayant que celui qui la professe en pousse le culte jusqu'à l'idolâtrie, se laisse hypnotiser par elle, étreindre comme par les tentacules d'une pieuvre géante et entraîner jusqu'à la fin de ses jours, dût sa vie se prolonger au-delà des limites humaines.

C'est par amour pour cet art, que nous considérons comme le plus noble des sacerdoces, que nous voudrions élever ce modeste et fragile mouument à la gloire de la médecine. Nous reconnaissons humblement qu'il est construit sur le sable ; mais nons avons la conviction que d'autres mains plus habiles et plus vaillantes sauront le relever de ses ruines et le réédifier sur des bases d'airain.

Monumentum œre perennius.

Telle est la haute personnalité du médecin dont nous avons esquissé les qualités et les talents surnaturels, comme nous la concevons dans toute la splendeur de sa réalité, et non comme voudraient la montrer des hommes passionnés dont la mauvaise foi, la haine et l'acerbe rancune étouffent la droiture et faussent le jugement.

Telle est de même la riche nomenclature, aussi abrégée que nous avons pu le faire, des merveilleuses découvertes que la médecine a réalisées durant ce siècle qui finit.

Cessez donc encore une fois, en face de cet homme dont la supériorité vous fait ombrage et qui s'efforce sans cesse de vous là faire oublier, cessez donc de l'accuser d'ignorance, comme a osé le faire à la Chambre, dans sa coupable audace, le député Mirman, de cruauté, de rapacité et de témérité vénale ; car au moment où, par une ironie cruelle du sort, vous l'abreuvez du fiel amer du calvaire, un mal terrible et impitoyable peut envahir brusquement vos organes ; et honteux de vos blasphèmes, brisés par la souffrance et l'épouvante, vous venez implorer en cette heure suprême le secours de celui dont l'oreille, toujours fermée aux injures, reste sans cesse ouverte à la voix plaintive des misères humaines !

Nous croirions manquer à notre devoir et à toute justice si, par un oubli impardonnable, nous omet-

tions d'associer le pharmacien à la fortune du médecin. La pharmacie, comme science, est indépen-
dante de la médecine. Mais celle-ci ne peut se
passer du concours de sa sœur cadette. Grâce à ses
connaissances chimiques, le pharmacien découvre dans l'inépuisable domaine des végétaux et
dans l'association de ceux-ci avec les agents que les
deux autres règnes de la nature lui cèdent, des éléments précieux que le médecin utilise dans le
traitement des maladies. Les continuelles explora-
tions et les conquêtes territoriales de notre époque
élargissent, tous les jours, le champ de la botanique
et nous révèlent des végétaux jusqu'alors inconnus
dont la chimie se hâte de surprendre les secrets. La
liste serait longue des savants pharmaciens dont
le nom est célèbre aujourd'hui ; signalons-en toutefois quelques-uns.

C'est à Pelletier et Caventou que nous sommes
redevables de la quinine ; à Homolle et Quévenne
de la digitaline amorphe et à Nativelle de la digitaline cristallisée. A ces noms, ajoutons ceux des
Réveil, des Parisel, des Guibourt, des Bouchardat,
des Bonjean, l'auteur de la découverte de l'ergotine et du fameux élixir de santé dont l'usage est
si répandu et qui a joué un grand rôle pendant les

épidémies cholériques, des Charles Chanteaud, l'organisateur de la pharmacie dosimétrique qui a inspiré à son parent ou homonyme, Gustave Chanteaud la forme lenticulaire des alcaloïdes, etc.

Et maintenant qu'il nous soit permis d'exprimer un vœu qui n'aura certainememnt pas l'accueil de nos adversaires. Mais insensibles à leurs railleries et forts du consensus du corps médical et des hommes dont il a su s'attirer le respect et l'admiration, nous invitons nos confrères à s'entendre pour l'érection d'un monument élevé à la gloire immortelle de la médecine, véritable panthéon consacré à la mémoire de nos grands hommes dans l'art de guérir. Ce vaste édifice construit dans Paris même et qui attirerait la foule des étrangers comme nos monuments grandioses et nos riches musées, porterait sur son fronton, incrustée en caractères d'or sur un marbre attique, l'inscription suivante :

HYPPOCRATIS SACRUM
SANCTUAIRE D'HIPPOCRATE

Les caveaux, convertis en nécropole, y recevraient comme un dépôt sacré les restes de ceux qui auraient illustré la médecine. L'enceinte renfermerait leurs statues, et des peintures murales empruntées aux artistes célèbres reproduiraient les actions les plus éclatantes de leur carrière médicale.

Des scènes, par exemple, représenteraient Hyppocrate refusant les présents d'Artaxerces ; Ambroise Paré prononçant ces paroles légendaires « Je le soignai, Dieu le guérit » ; Jenner inoculant le cow-pox ; Pasteur, le vaccin de la rage ; Roux, le vaccin antidiphtérique, etc.

Et que faudrait-il pour la réalisation d'un tel rêve, un appel fait à tous les médecins qui verseraient avec reconnaissance une généreuse obole.

Un tant pour 0/0 serait retenu sur le traitement de ceux qui, civils, militaires ou marins émargent à la caisse de l'Etat, du département ou de la commune.

Toutes les sociétés de médecine s'engageraient à prélever sur leurs fonds annuels une somme votée d'avance. Des legs afflueraient vers la caisse commune qui, dans quelque vingt ans se trouverait en état de permettre la pose de la première pierre de ce temple pompeux.

Je ne terminerai pas cet opuscule sans consa-

crer un pieux souvenir à l'Ecole de médecine
navale de Toulon, dont les grands maîtres m'ont
nourri de leur science et m'ont donné l'exemple
du devoir, de la discipline et de l'honnêteté médicale.

Hæc olim meminisse juvat !

Avant de prendre la plume, j'ai évoqué leur mémoire et me suis inspiré des nobles vertus qui ont
guidé les pas de mon père durant sa laborieuse
et ingrate carrière médicale.

Si mes confrères daignent m'accorder une bienveil-
lante attention et si j'ai le bonheur d'apporter un
peu d'encouragement dans la modeste demeure du
médecin de campagne, ce sera pour moi la plus
douce des récompenses et la suprême consolation
de mes vieux jours, heureux d'emporter avec moi,
dans la tombe, comme les vigilants gardiens de
mon sommeil éternel, l'amour de ceux qui me sont
chers, la gratitude de mes collègues et l'estime de
mes concitoyens !

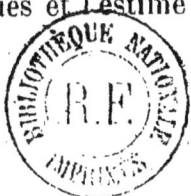

FIN

TABLE DES MATIÈRES

———

———

A LA MÊME SOCIÉTÉ D'ÉDITIONS

BACKER (Dʳ DE) en collaboration avec J. BRUHAT et le Dʳ A. CHARRIN. — **Les Ferments thérapeutiques.** 1 fort volume in-8 de 600 pages, avec 16 figures dans le texte. Prix : broché . . . . 10 fr.

BURET (Dʳ). — **La Syphilis aujourd'hui et chez les anciens.** In-16 de 260 pages . . . . 3 fr.

BURET (le Dʳ F.). — **Le « Gros mal » du moyen âge et la Syphilis actuelle,** in-16 de 320 pages, et une préface de M. LANCEREAUX, médecin de l'Hôtel-Dieu, etc., etc. Prix . . . . 5 fr.

CHERON (J.), médecin de St-Lazare, docteur ès-sciences, officier de la Légion d'honneur. — **Introduction à l'étude des lois générales de l'hypnodermie (physiologie et thérapeutique).** Paris 1894. In-8 de 555 pages avec 21 figures dans le texte. Broché . . . . . . 10 fr.

CLADO (Dʳ) chef des travaux de gynécologie à l'Hôtel-Dieu, ancien chef de clinique et de laboratoire de la Faculté. — **Traité des Tumeurs de la vessie.** Un fort vol. in-8 de 750 pages, 18 tableaux et 126 gravures dans le texte. . . . . 16 fr.

DUPOUY (Dʳ Edmond), ancien interne de Charenton et des Asiles d'Aliénés. Lauréat de la Société médico-psychologique. Prix Esquirol et Prix Aubanel. — **Le Moyen Age médical.** Un vol. in-12 de 372 pages, 2ᵉ édition. 5 fr.

DUPOUY (Dʳ Edmond), ancien interne de Charenton et des Asiles d'Aliénés. **La Prostitution dans l'Antiquité,** dans ses rapports avec les maladies vénériennes, étude d'hygiène sociale, 1 volume in-8 de 220 pages, avec figures, troisième édition. Prix . . . . 4 fr.

GARRULUS (Dʳ E.). — **Les Gaîtés de la Médecine.** Volume capable de dérider les fronts les plus soucieux. Prix . . . . 4 fr.

GAUTIER (le Prof'). — **Les Toxines microbiennes et animales,** in-8 avec figures. Prix fort . . . . 9 fr.

GRELLETY (Dʳ L.). — **Questions professionnelles.** Causeries pour le médecin. Deuxième série. 1 vol. in-12 de 262 pages . . . . .

LABORDE (J.-V.), Directeur des Travaux pratiques de Physiologie à la Faculté, membre de l'Académie. — **Traité élémentaire de Physiologie** d'après les leçons pratiques de démonstration, précédé d'une introduction technique à l'usage des élèves. In-8 de 450 pages, avec 130 figures dans le texte et 25 planches dans l'introduction. Broché . . . . 10 fr.
Cartonné à l'anglaise, fer spécial . . . . 12 fr.

LAURENT. — **L'Amour morbide.** Huitième mille. Etude de psychologie pathologique. Franco . . . . 4 fr.

LÉGER (E.), pharmacien en chef de l'hôpital Beaujon. — **Les Alcaloïdes des Quinquinas,** avec une préface de JUNGFLEISCH . . . 7 fr. 50

LETULLE (Dʳ). — **Guide pratique des Sciences médicales,** publié sous la direction scientifique du Dʳ Letulle, professeur agrégé à la Faculté de médecine de Paris, médecin des Hôpitaux. Encyclopédie de poche pour le praticien. Ouvrage in-18 de 1.500 pages, cartonné à l'anglaise . 12 fr.

LUTAUD (J.-A.), médecin-adjoint de Saint-Lazare. — **La Stérilité chez la femme et son traitement médico-chirurgical,** 3ᵉ édition, avec 50 figures explicatives dans le texte, un volume in-8 écu. Prix . . . 4 fr.

PEINARD, docteur en médecine de la Faculté de Paris, membre de la Société des Contribuables. — **De la Profession médicale en France au XIXᵉ siècle.** . . . . 3 fr. 50

VIEILLARD (Camille), pharmacien à Paris, lauréat du concours Brassac (Pharmacie centrale de France). — **L'Urine Humaine** (*urines normales, urines anormales, urines pathologiques*), in-8 de 430 pages avec 29 figures dans le texte et 4 planches dont une en couleur, avec une préface de Armand GAUTIER, membre de l'Institut, professeur de chimie à la Faculté de médecine de Paris, membre de l'Académie de médecine . . . . 6 fr.

CHATEAUROUX. — IMP. P. LANGLOIS ET Cⁱᵉ

www.ingramcontent.com/pod-product-compliance
Lightning Source LLC
Chambersburg PA
CBHW060528210326
41519CB00014B/3159